arikoの
整うごはん

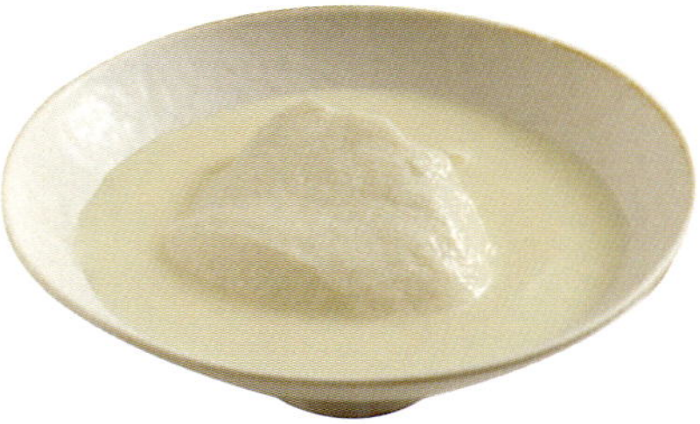

まんぷくとまんぷくのあいだに

ariko

光文社

はじめに

2019年の年明け1月5日、私は病院のICUに緊急入院しました。

三が日が終わる頃からなんだか寒気がして、だるい。風邪かなと思い、お風呂に浸かって体を温めようとしても湯あたりするし、だんだん背中が痛くなり、手もパンパンに。どうもこれは風邪ではないかもとググったら、この症状は狭心症？

休日診療で駆け込んだ救急病院で、心不全を判断するBNP値が、正常なら二桁のところがなんと6,000も！

その後、心臓カテーテル検査で判別した病名は「心筋炎」。劇症型に移行するとECMOに繋ぐしか術はなく、半分以上の人が亡くなる恐ろしい病気とのこと。そのままICUに緊急入院し、適切な処置のおかげで、幸いなことに10日ほどで無事退院することができました。

が、一度腫れて肥大した心臓はなかなか元のサイズには戻らないということで、季節ごとの経過観察を課せられることに。

診察のたびに担当医から言われたのは、
「この体重では心臓に負担がかかりすぎる。とにかく体重を落とさないと死んでしまいますよ」
という厳しい言葉でした。

実は、過去に子宮筋腫の肥大で子宮を全摘していたこともあり、ホルモンの関係なのかどんどん体重が増え、当時は今より15kg以上体重が多く、しんどい状態でした。でも、もう先生から言われたら、待ったなしで痩せなければなりません。

はじめは、痩せるという整体に行ったり、GI値を抑える薬や糖質カットの薬を飲んだりと楽して痩せようとしましたが、所詮付け焼き刃。本質から健康的に痩せなければ本末転倒と気がつきました。

それからは、食事と運動。基本のことですが、やっぱりこのふたつを見直さなければ解決しない。そこで、自分なりのゆるめの低糖質メニュー、食べ方、運動を始め、半年ちょっとで15kgの減量に成功したのです！

低糖質メニューといえば、鶏むね肉、ブロッコリー、卵の白身など、ストイックなものが多いイメージでしたが、私は根っからの食いしん坊。たんぱく質を多めに、無理なく「おいしい低糖質生活」を心掛けたら、それでもちゃんと体重は落ちました。

その後、それを聞きつけた美ST編集部からそのゆる低糖質生活の連載を打診され、喜んでお引き受けすることに。24年11月号までの3年ちょっとで掲載したレシピに加え、本書では食事の摂り方なども合わせてご紹介します。

もちろん、今でも外食やがっつり系のメニューは大好きだし、食べてもいます。だけどその分、食べすぎた次の日は食べる内容を調整。胃が重たい時は少量で済ます。そんな感じで体重をキープできています。私の身長は158cm。今は58kgから2kg上下するあたりをキープ中です。

また、我が家の大きな変化として、ひとり息子が独立するため今年から家を出ることになりました。夫婦ふたりでの生活がまた、始まります。いよいよ人生の後半戦。リセットと言えば簡単ですが、心も体も整えながら、いつまでも健康においしく食事ができるよう、日頃心掛けていることをご紹介できれば幸いです。

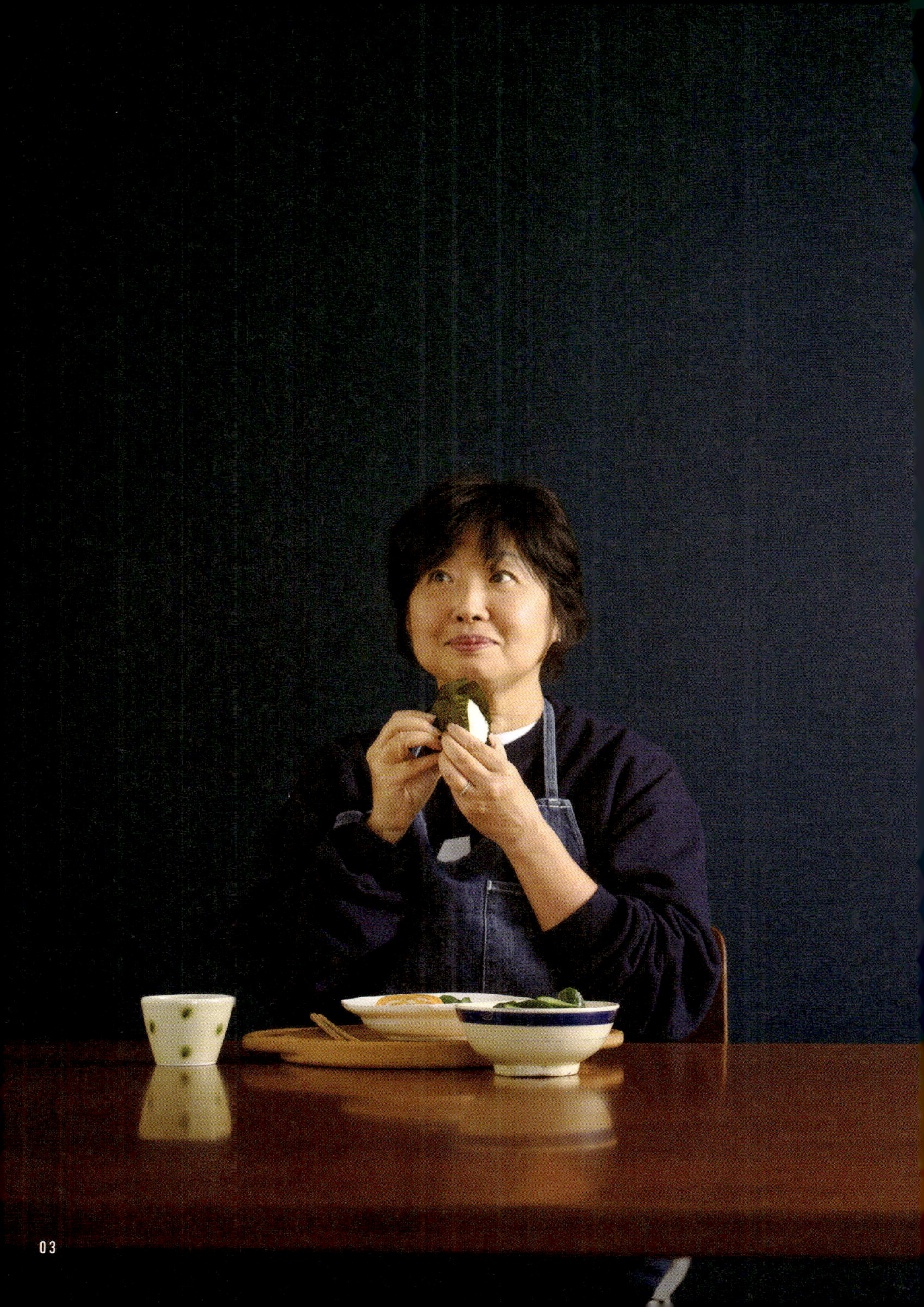

「整う」ために意識し始めた 4つのこと

1 朝はドリンクで穏やかに体を目覚めさせる

朝一番にしっかりとした食事を摂ると、血糖値が急に上がってしまうので、まず口にするのはドリンク類です。起床後の体に水分を補給して、胃腸を優しく目覚めさせてくれます。夏はフルーティーなスムージーや黒酢を効かせたラッシーを、冬は生姜が体をじんわり温めてくれるチャイやノンカフェインのマルベリーティーをよく飲みます。“飲む点滴”と言われる甘酒にトマトジュースをプラスした一杯は、通年楽しんでいるお気に入りです。

あたたかい

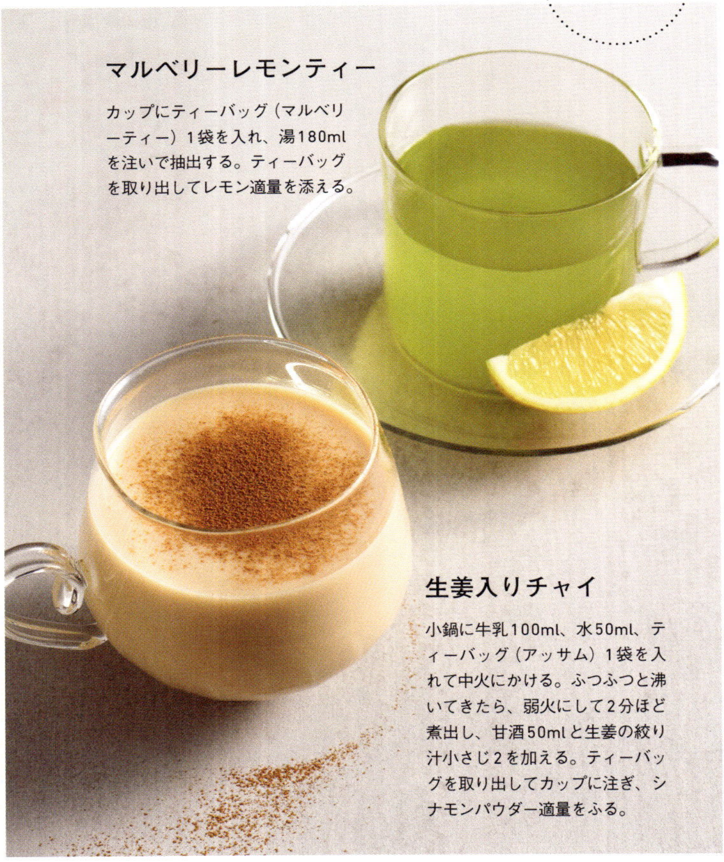

マルベリーレモンティー

カップにティーバッグ（マルベリーティー）1袋を入れ、湯180mlを注いで抽出する。ティーバッグを取り出してレモン適量を添える。

生姜入りチャイ

小鍋に牛乳100ml、水50ml、ティーバッグ（アッサム）1袋を入れて中火にかける。ふつふつと沸いてきたら、弱火にして2分ほど煮出し、甘酒50mlと生姜の絞り汁小さじ2を加える。ティーバッグを取り出してカップに注ぎ、シナモンパウダー適量をふる。

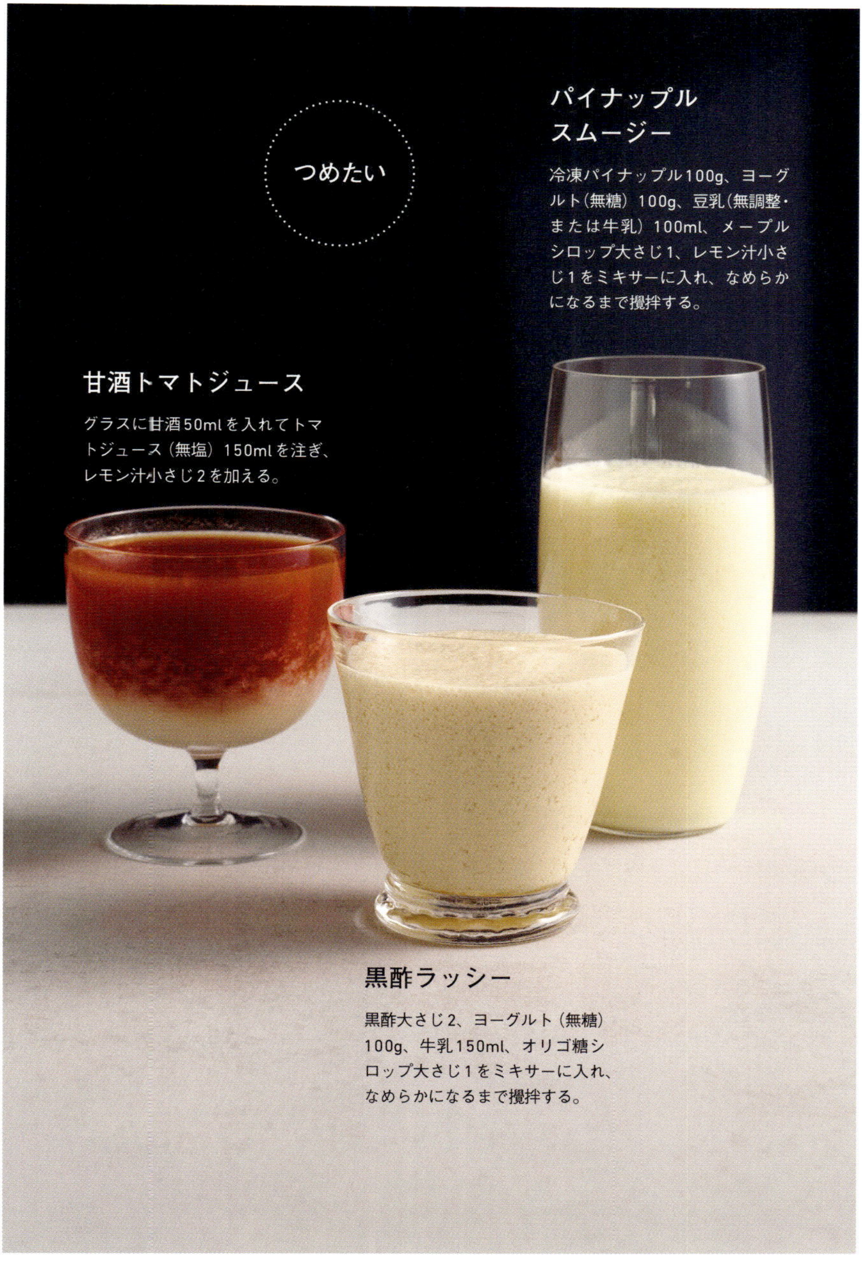

つめたい

パイナップルスムージー

冷凍パイナップル100g、ヨーグルト（無糖）100g、豆乳（無調整・または牛乳）100ml、メープルシロップ大さじ1、レモン汁小さじ1をミキサーに入れ、なめらかになるまで撹拌する。

甘酒トマトジュース

グラスに甘酒50mlを入れてトマトジュース（無塩）150mlを注ぎ、レモン汁小さじ2を加える。

黒酢ラッシー

黒酢大さじ2、ヨーグルト（無糖）100g、牛乳150ml、オリゴ糖シロップ大さじ1をミキサーに入れ、なめらかになるまで撹拌する。

2 1日の食事は好きなときに「少しずつ」

朝昼晩の3回と決めて食事を摂るのではなく、15時ごろにおにぎりを食べたり、夕食の支度中に味見がてらおかずをつまんだりしています。1日に4～5回の“ちょこちょこ食べ”が今の基本的なスタイル。そうすることで、おやつ時にがっつりと甘いものを欲したり、夕食を食べ過ぎたりがなくなりました。少量でも満足感が得られて、よいコンディションをキープできています。

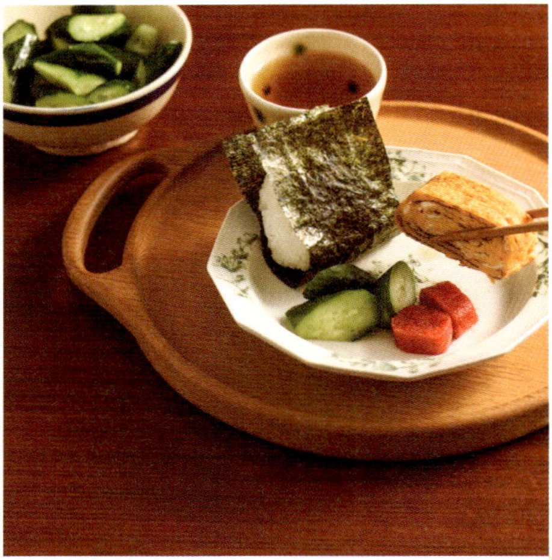

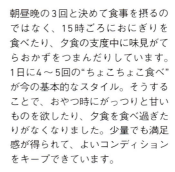

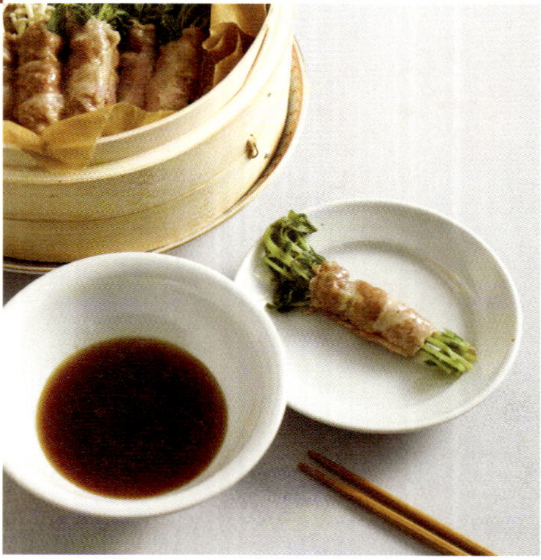

3 取り分けスタイルで食べる量を加減

家族で食卓を囲むとき、料理を1人分ずつ盛り付けるよりも、大皿に3人分を盛って取り分けるようになりました。たっぷり作っても、前日や翌日の外食を意識して、そこまでたくさんは食べないことも増えたからです。それぞれのお皿に分けてあると、ついつい全部を食べ切ってしまいますよね。取り分け式なら、食べる量を調整できます。自分のペースで、おいしく食べられる分だけ楽しめるのが最大の利点です。

4 調味料が要！おいしく上質なものを厳選する

料理を健康的に、なおかつおいしく楽しむために、調味料選びも大切にしています。酸っぱい味付けが大好きだから、バルサミコ酢や黒酢、レモンは常備。酸味を際立たせて料理の味を決めることで、塩分を控えめにできます。オイルは体の負担にならない上質なものをセレクト。もちろん料理の味わいも格段にアップします。甘みには、腸内環境を整えるとされるオリゴ糖がとても便利。すぐ溶けるので、加熱しない料理やドリンクに重宝しています。他にも白砂糖と比べて血糖値が上がりにくいメープルシロップ、ミネラル成分を含むさとうきび糖も使っています。

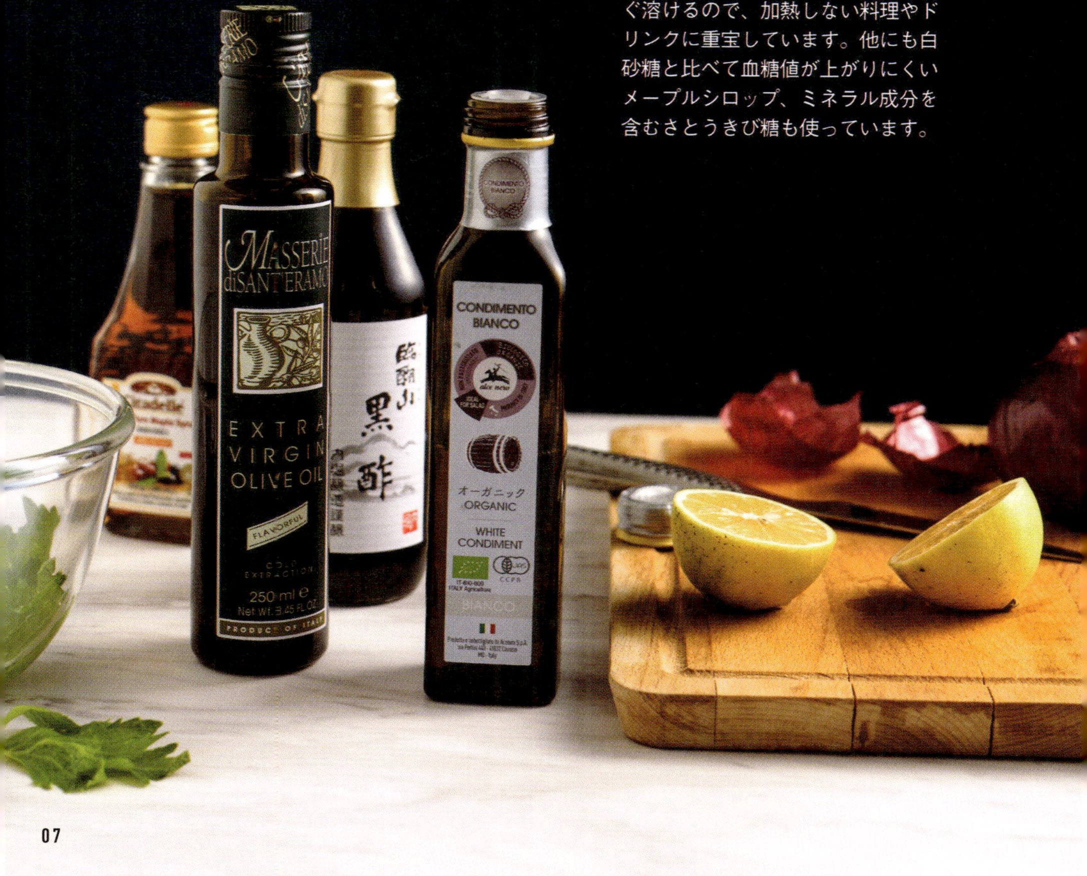

目次

本書の表記について

- 計量の単位は大さじ1＝15ml 小さじ1＝5ml
- 野菜の「洗う」「皮をむく」などの下処理は基本的に省略してあります。
- 材料表の「適量」はその人にとってちょうどいい量です。
- オーブン、オーブントースターで加熱する時間は、メーカーや機種によっても異なりますので、様子を見て加減してください。また、加熱する際は耐熱の器やボウルなどを使用してください。

1 朝ごはん

Breakfast

体にすっと入る瑞々しいもの、なめらかなものが嬉しい朝。
スープのようにさらっと食べられて、たんぱく質や
ビタミン、ミネラルを摂れる一品を。もちろん、血糖値を
ぐぐっと上げないように炭水化物は控えめにしています。
週末など余裕がある日は、パンケーキやマフィンなどの
アメリカンベイクでゆったりブランチを楽しみます。

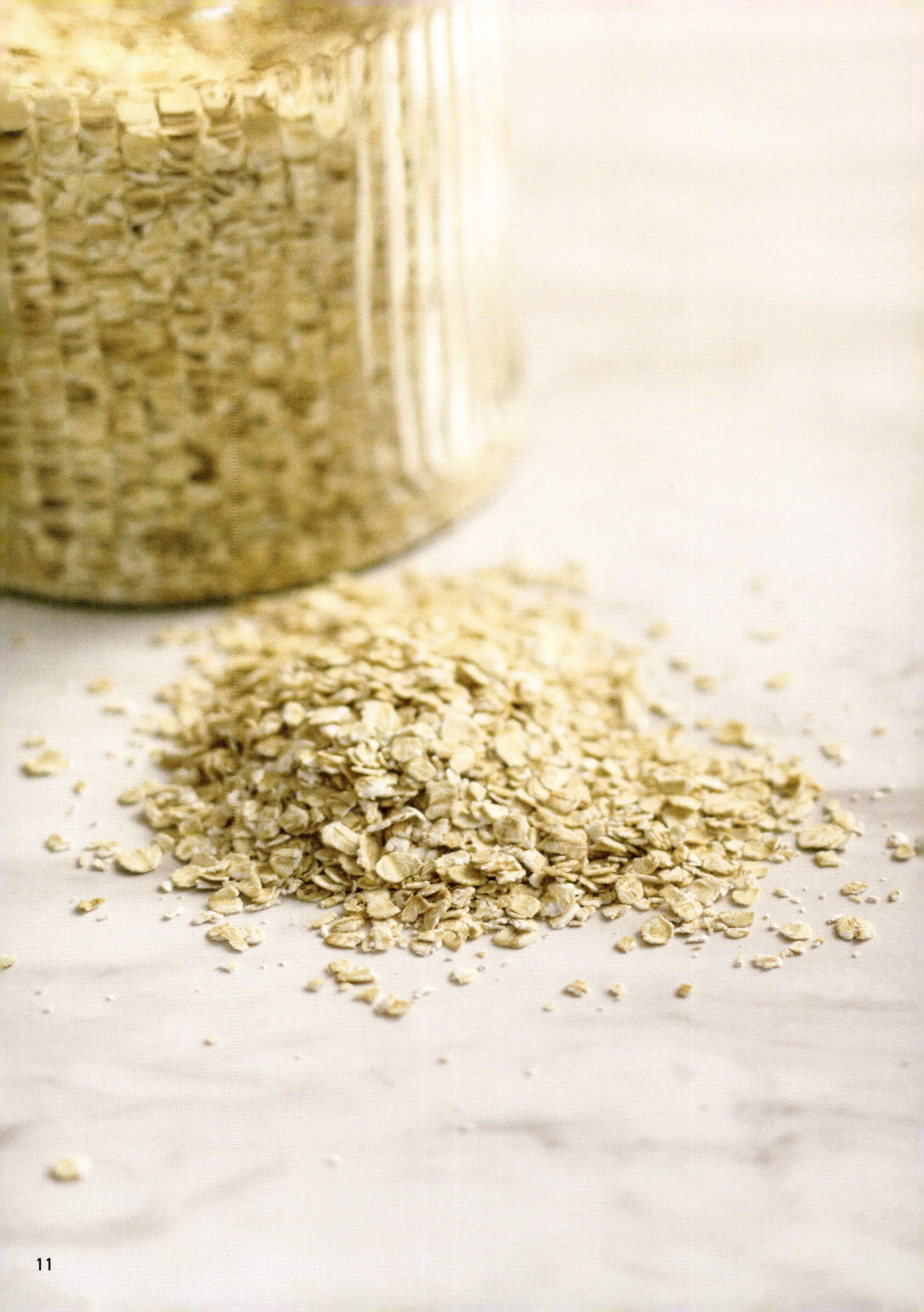

オートミールの中華粥

鶏の旨みを煮含ませたオートミールは
とろっと口当たりよく、胃を休ませるのに◎

［ 材 料 ］2人分

オートミール … 60g
鶏ささみ … 3本
水 … 600ml
顆粒鶏ガラスープの素 … 小さじ2
塩 … 小さじ1
生姜 … 適量
長ねぎ … 適量
ごま油 … 適量
パクチー … 適宜

［ 作り方 ］

1 鍋に水を入れて火にかけ、沸騰したらささみと塩を加え、弱火で5分ほど茹でる。ささみを取り出し、粗熱が取れたらひと口大に割く。生姜と長ねぎは千切りにして水にさらす。
2 1の鍋に鶏ガラスープの素を加え、味を見て足りなければ塩適量（分量外）で味を調える。オートミールを加えて弱火にかけ、とろみがつくまでヘラで混ぜる。
3 2をうつわに盛り、ささみ、生姜、長ねぎをのせ、ごま油をたらす。好みでパクチーを添える。

ariko's comment

オートミールはフレーク状のインスタントタイプがすぐできておすすめ。鶏ささみを茹でた湯は捨てずにだし汁として活用を。オートミールがふやけるので、熱々のうちにどうぞ。

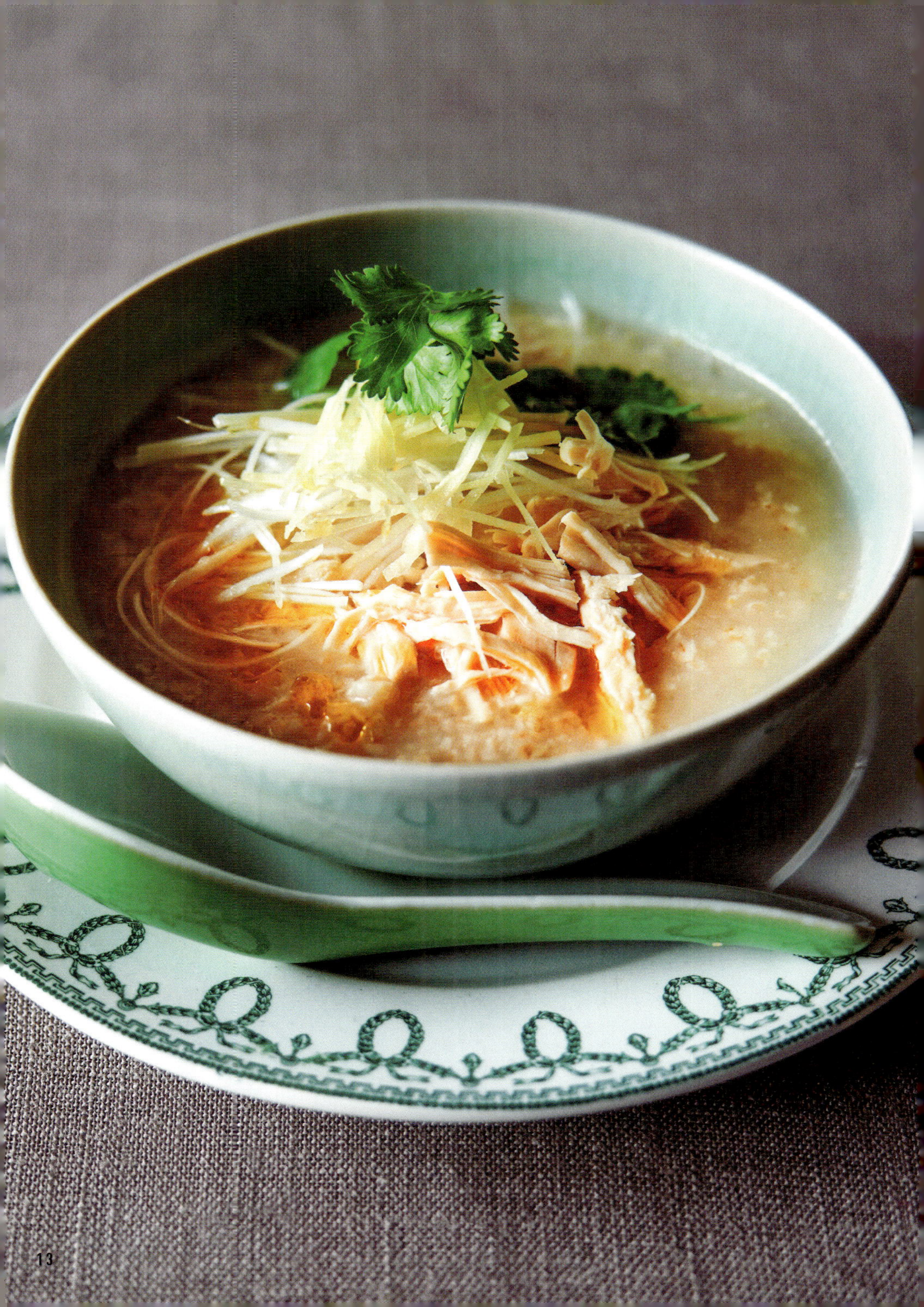

豆乳やっこ

食べすぎた日の翌日は必ずこれ！
暑さにダウンしたときにもぴったり

[材 料] 2人分

絹ごし豆腐 … 1丁（300g）
豆乳（無調整）… 200ml
白だし … 小さじ2
明太子 … 適量
九条ねぎ … 適量
ごま油 … 適宜

[作り方]

1 明太子は薄皮を取り除く。九条ねぎは小口切りにする。
2 うつわに豆乳と白だしを入れて混ぜ合わせ、豆腐をスプーンですくい入れる。明太子と九条ねぎをのせ、好みでごま油をたらす。

ariko's comment

白だしを加えた豆乳に豆腐を浮かべた簡単レシピ。明太子でコク、九条ねぎで風味をプラスします。寒い季節は、小鍋に豆乳、白だし、豆腐を入れて湯豆腐風もおすすめ。

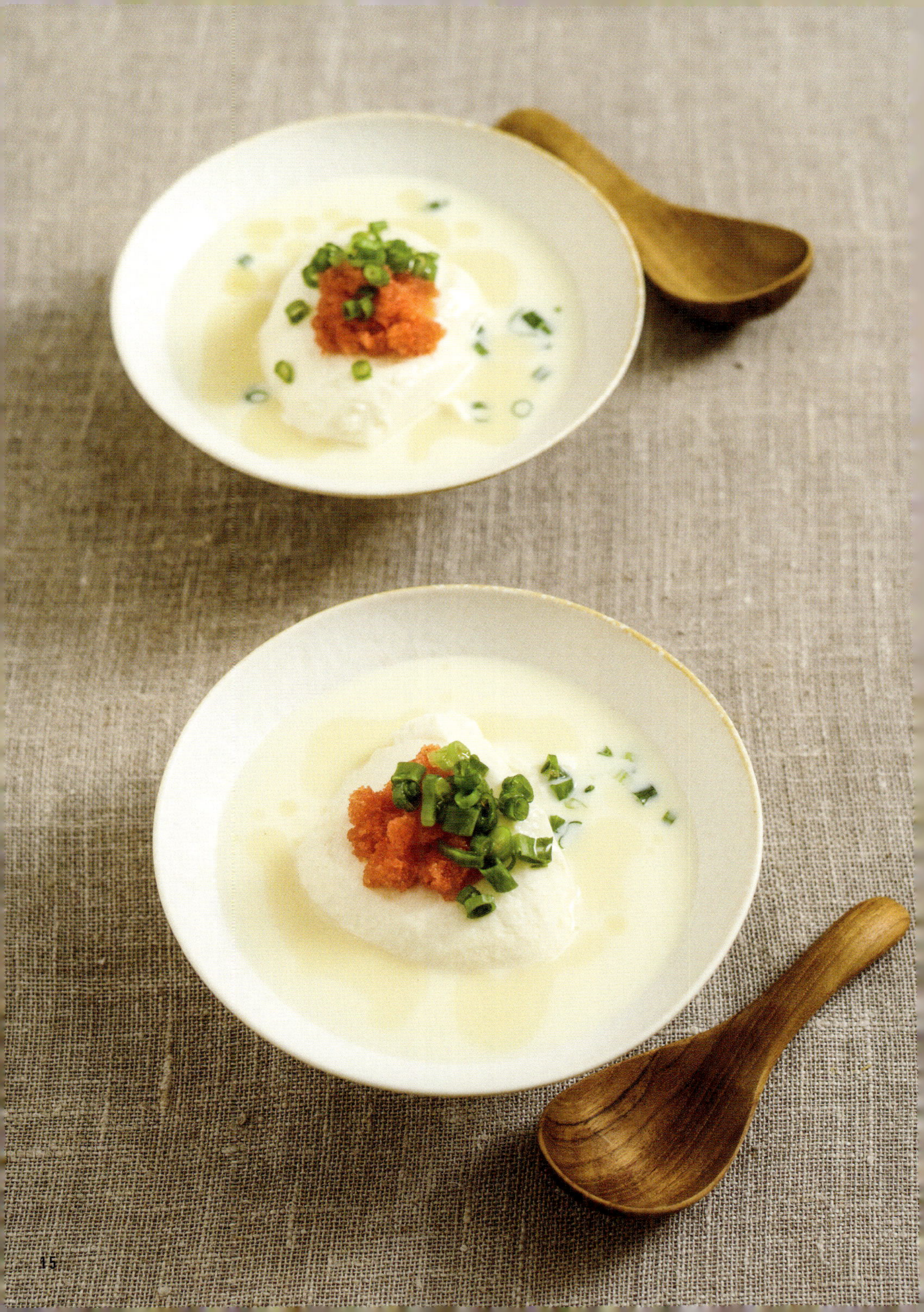

フムス 焼き野菜添え

優しい甘さのひよこ豆を異国テイストにして
ゆったり始めたい朝にも楽しい一皿

[材 料] 作りやすい分量

蒸しひよこ豆…400g
にんにく…1かけ
A
- 白練りごま…大さじ3
- オリーブオイル…大さじ3
- レモン汁…大さじ2
- 塩…小さじ1/2
- クミンパウダー…少々

なす…2個
アスパラガス…2本
パプリカ…1個
紫玉ねぎ…1/2個
オリーブオイル…大さじ1
塩…少々
卵…2個
デュカ…少々

[作り方]

1 フムスを作る。鍋にひよこ豆と芯を取り除いたにんにくを入れ、ひたひたの水（分量外）を注いで火にかける。沸騰したら弱めの中火にして5分ほど煮る。ざるに上げて、煮汁は残しておく。フードプロセッサーにひよこ豆とにんにくを入れ、煮汁を大さじ3ほど加えてペースト状になるまで攪拌する。Aをすべて加え、なめらかになるまでさらに攪拌する。硬いようなら煮汁を少しずつ加えて調節する。

2 グリル野菜を作る。なす、アスパラガス、パプリカ、紫玉ねぎは食べやすい大きさに切ってオリーブオイルを絡め、フライパンで焼き付けて塩をふる。

3 ポーチドエッグを作る。小鍋に湯を沸かし、酢大さじ2と塩小さじ1（ともに分量外）を入れて、箸でぐるぐるとかき混ぜて渦を作る。渦の真ん中に卵を割り入れ、さらに箸で渦を作りながら3分ほど茹でる。冷水に取り、キッチンペーパーで水けを拭き取る。

4 うつわにフムスを平らになるように盛り、野菜とポーチドエッグをのせる。オリーブオイル適量（分量外）を回しかけ、デュカをふる。

ariko's comment

中東地域で広く親しまれている伝統料理のフムス。パウチ入りの蒸したものや水煮缶のひよこ豆を使えば手軽です。好きな焼き野菜とポーチドエッグを添えて、食べ応えも十分。

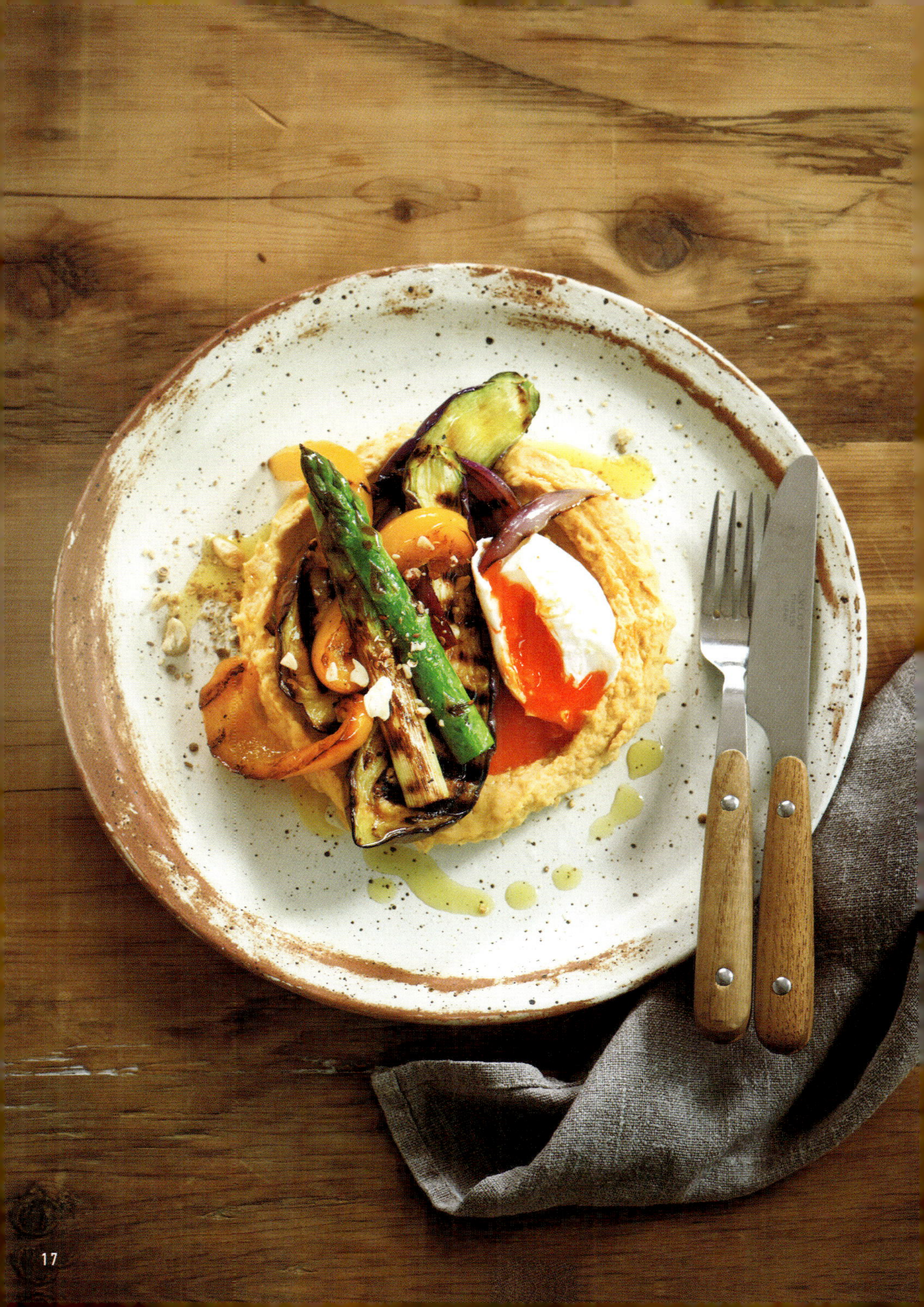

オートミール
パンケーキ

いつだって食べたい大好きなパンケーキ。
だから、おいしい＆低糖質を両立

［材料］2人分（4枚）

オートミール … 100g
ベーキングパウダー … 小さじ1
バナナ … 1本
甜菜糖 … 小さじ2
卵 … 1個
牛乳 … 100ml
溶かしバター … 10g
サラダ油 … 少々
飾り用バナナ（スライス）… 適量
ブルーベリー … 適量
メープルシロップ … 適量

［作り方］

1 フードプロセッサーにオートミールを入れ、粉末状になるまで攪拌する。
2 ボウルにバナナを入れて潰し、甜菜糖、卵、牛乳を加えて泡立て、器でなめらかになるまで混ぜる。1、ベーキングパウダー、溶かしバターを加え、オートミールに水分がしっかりと染み渡るようにさらに混ぜる。
3 フライパンを熱してサラダ油をひき、キッチンペーパーで拭き取ってから2の1/4量を流し入れる。弱火にして生地の表面にぷつぷつと気泡が出てきたら裏返し、さらに1分ほど焼く。同様にあと3枚焼く。
4 うつわに盛り、飾り用バナナとブルーベリーを散らしてメープルシロップをかける。

ariko's comment

食物繊維やミネラルが豊富なオートミールベースのパンケーキは、生地にバナナを加えることで風味のよい焼き上がりに。焼いたベーコンとサラダを添えておかずパンケーキでも。

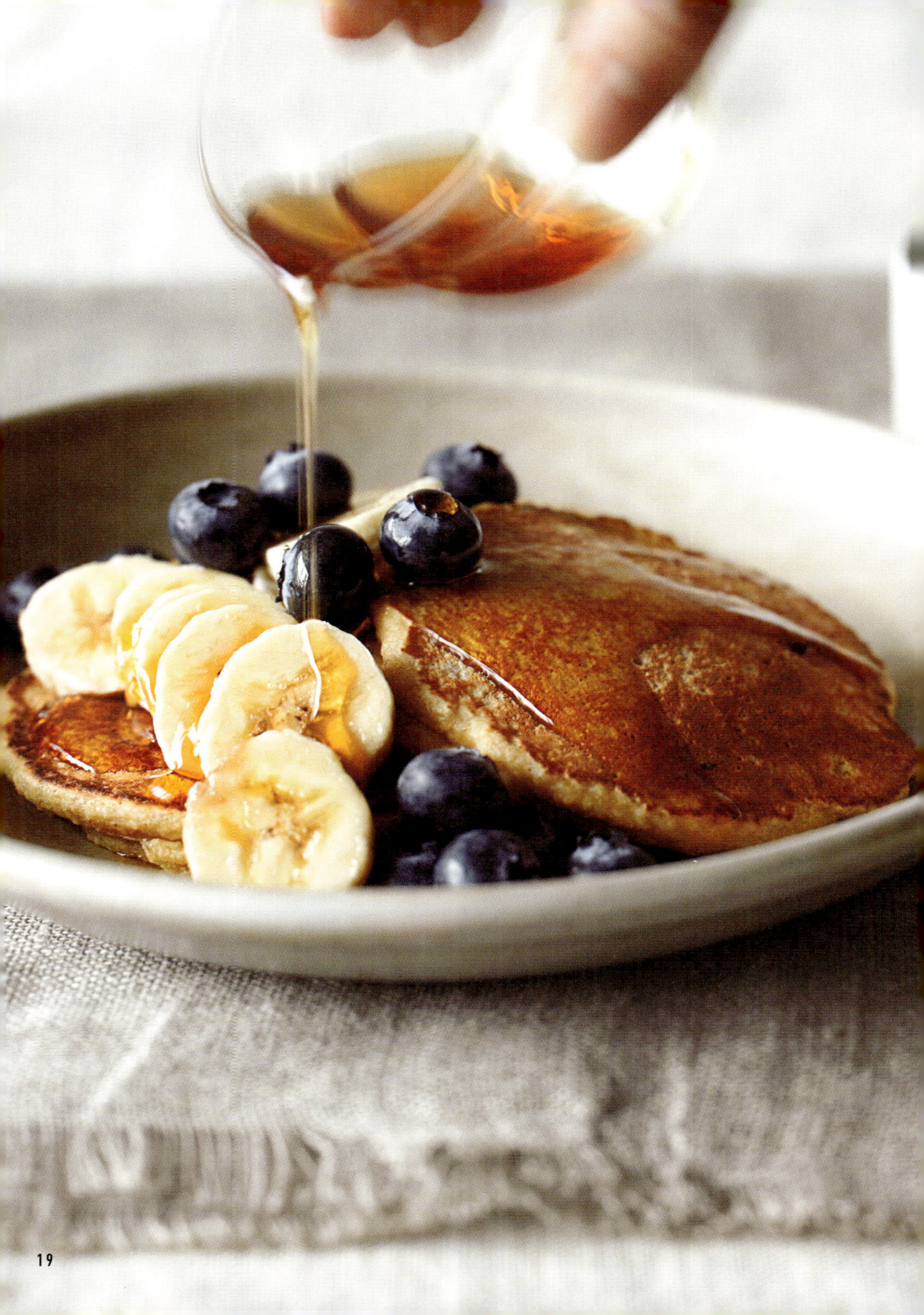

鹹豆漿《シェントウジャン》

優しく体を温めたいときは
台湾まんぷく旅行の朝の始まりを思い出して

[材 料] 2人分

豆乳（無調整）… 200ml
水 … 50ml
顆粒鶏ガラスープの素 … 小さじ 1
桜海老 … 大さじ 1
味付けザーサイ（粗みじん切り）
… 大さじ 1 と 1/2
黒酢 … 小さじ 2
薄口醤油 … 小さじ 1 と 1/2
仙台麩（スライス）… 2 枚
小ねぎ（小口切り）… 適量
パクチー（ざく切り）… 適量
ラー油 … 適宜

[作り方]

1 フライパンに桜海老を入れて弱火にかけ、カリッとするまで軽く炒る。
2 小鍋に水と鶏ガラスープの素を入れて中火にかけ、沸騰したら豆乳を加え、沸騰直前まで温める。
3 うつわに桜海老、ザーサイ、黒酢、薄口醤油を入れて、熱々の2を勢いよく注ぐ。仙台麩をのせ、小ねぎとパクチーを散らし、好みでラー油をかける。

ariko's comment

台湾の朝食としてお馴染みの鹹豆漿。本場の味を思い返して、鶏ガラスープでコクを出すひと工夫を。油條（揚げパン）に代えて仙台麩を添えてみました。豆乳が沸騰しないよう注意。

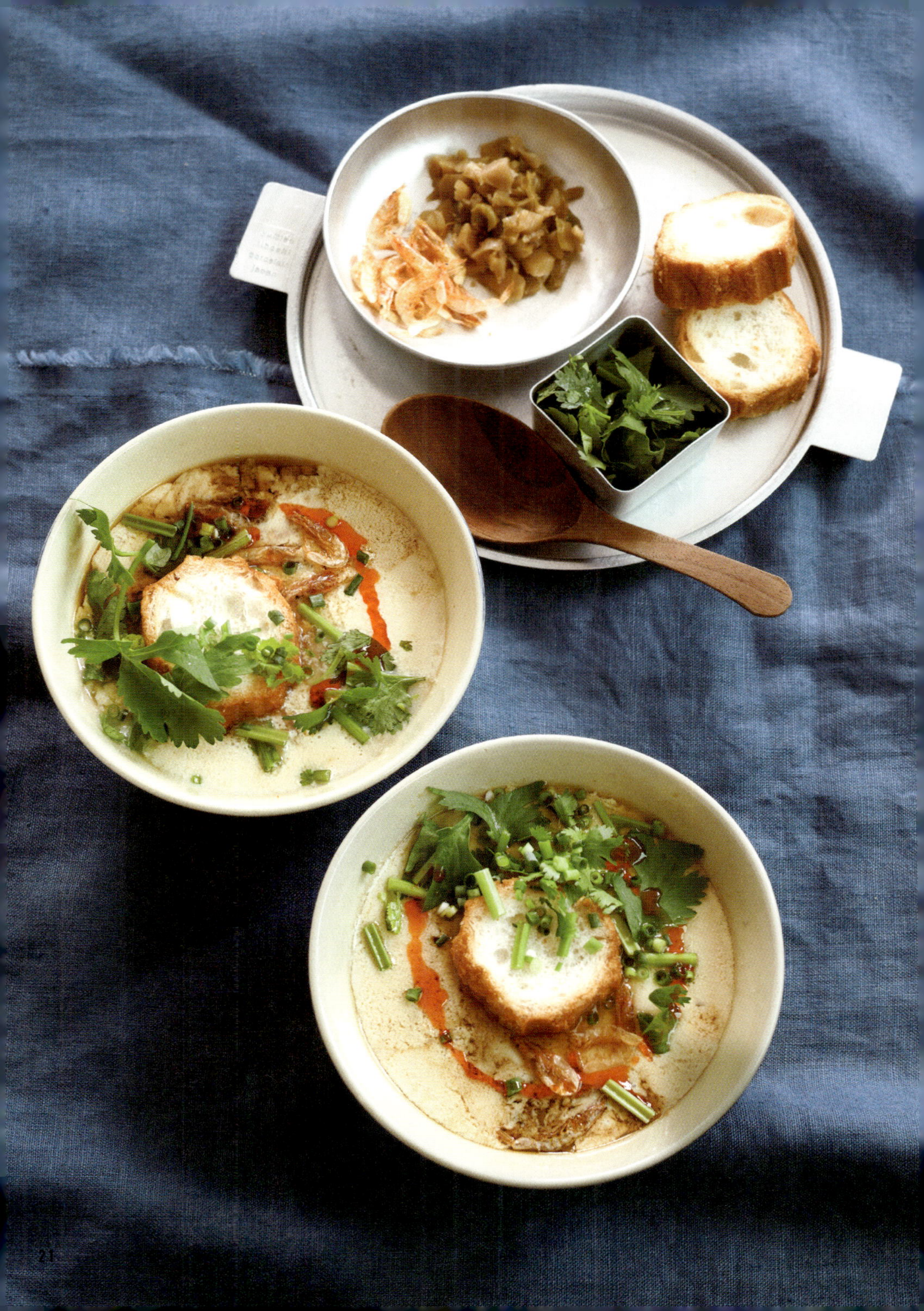

ココナッツメープルグラノーラ

カリッサクッと食感がよい、朝ごはんの定番。
小腹がすいたときのおやつ代わりにも

[材 料]作りやすい分量

オートミール … 200g
薄力粉 … 大さじ1
塩 … 少々
ココナッツオイル … 80g
ココナッツフレーク … 30g
くるみ（無塩）… 30g
かぼちゃの種（無塩）… 30g
メープルシロップ … 120g
ドライフルーツ
（好みのものを合わせて）… 100g

[アサイボウル用]

ギリシャヨーグルト … 1パック(100g)
冷凍アサイピューレ … 100g

ココナッツメープルグラノーラ … 適量
飾り用バナナ（スライス）… 1/2本分
ブルーベリー … 適量
はちみつ … 適宜

[作り方]

1 くるみは刻む。オーブンは160℃に予熱する。天板にオーブンシートを敷く。
2 ボウルにオートミール、薄力粉、塩を入れて軽く混ぜ合わせ、ココナッツオイルを加えて全体に馴染ませる。さらにココナッツフレーク、くるみ、かぼちゃの種を加え、メープルシロップを回しかけて全体に絡むように混ぜ合わせる。
3 天板に2を広げ、オーブンに入れて15分ほど焼く。一旦オーブンから取り出し、焼きムラがないようにヘラなどで全体をざっくりと混ぜ、再びオーブンに入れ15分ほど焼く。
4 オーブンから取り出し、熱いうちにドライフルーツを加えて混ぜ合わせ、天板に置いたまま冷ます。冷めたら保存容器に入れる。

ariko's comment

材料を混ぜ合わせて、オーブンで焼くだけで完成するグラノーラ。唯一のコツは、天板に広げるときは平らにして、途中でオーブンから出して混ぜ、焼きムラを防ぐこと！

[アサイボウルアレンジ]

フードプロセッサーにギリシャヨーグルトと凍ったままのアサイピューレを入れ、なめらかになるまで撹拌する。うつわに盛り、グラノーラ、バナナ、ブルーベリーをのせて、好みではちみつをかける。

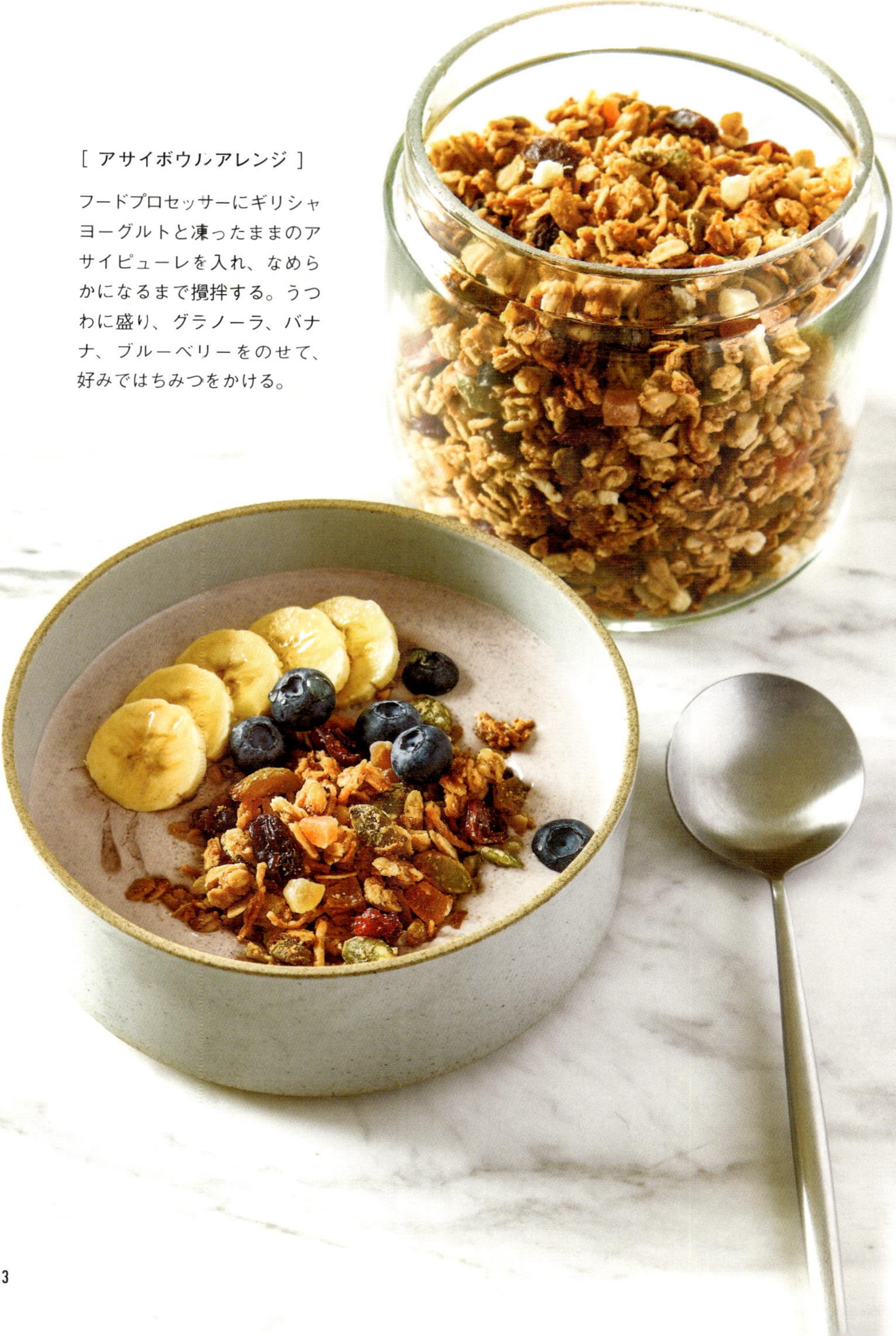

バナナ豆乳マフィン

前日に作れば手軽な朝食やおやつに便利。
ちょっとした差し入れにも重宝

[材 料]
直径5.5cm×深さ3cmの
マフィン型6個分

A
- 米粉（製菓用）… 100g
- アーモンドプードル … 30g
- ベーキングパウダー … 3g（小さじ 1）
- 塩 … ひとつまみ

バナナ … 70g
レモン汁 … 小さじ 1
卵 … 1 個
甜菜糖 … 50g
豆乳（無調整）… 30g
米油 … 40g
飾り用バナナ（スライス）… 24 枚

[作り方]

1 小さいボウルにAをすべて入れて混ぜ合わせる。オーブンは180℃に予熱する。金属のマフィン型に耐熱紙のマフィンカップを敷く。
2 別のボウルにバナナとレモン汁を入れてフォークなどで粗く潰し、卵、甜菜糖、豆乳、米油を加え、泡立て器でよく混ぜ合わせる。
3 2に1で合わせたAを加え、泡立て器でなめらかになるまで混ぜる。
4 マフィン型に3を流し入れ、飾り用バナナを1個につき4枚のせる。オーブンに入れて10分ほど焼き、160℃に下げて15分ほど焼く。
5 オーブンから取り出して型ごと網にのせ、完全に冷めたら型から外す。

ariko's comment

小麦粉に代わる素材として活用したいのが米粉。バナナと豆乳を加えた生地は、しっとりモチモチとした食感に。1日おいてからでもおいしい。生地にブルーベリーを混ぜ込んでもOK。

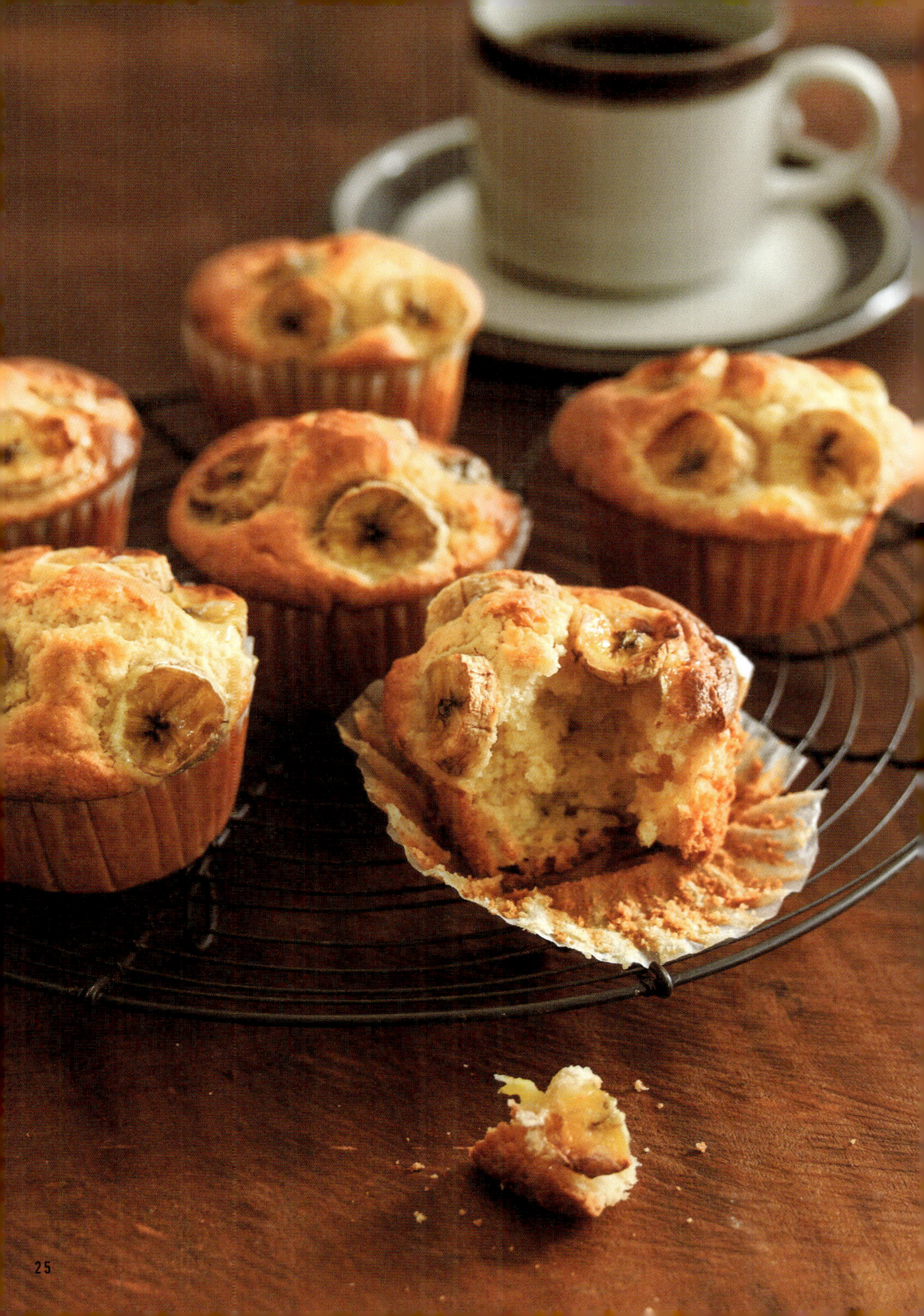

2

Salad

ボリュームサラダ

我が家は毎回の献立に必ずサラダが登場するほど、サラダ好き。前日の食べ過ぎリセット、会食前のお腹の調整などにも最適。野菜をたっぷりとおいしく食べたいから、旨みのもととしてツナや鶏ささみ、チーズといったたんぱく質を組み合わせることが多いです。サラダ一品でも満足感があって一石二鳥！フルーツを加えて、甘じょっぱく仕上げるのも好みです。油少なめ、酸味を立たせた自家製ドレッシングもポイント。

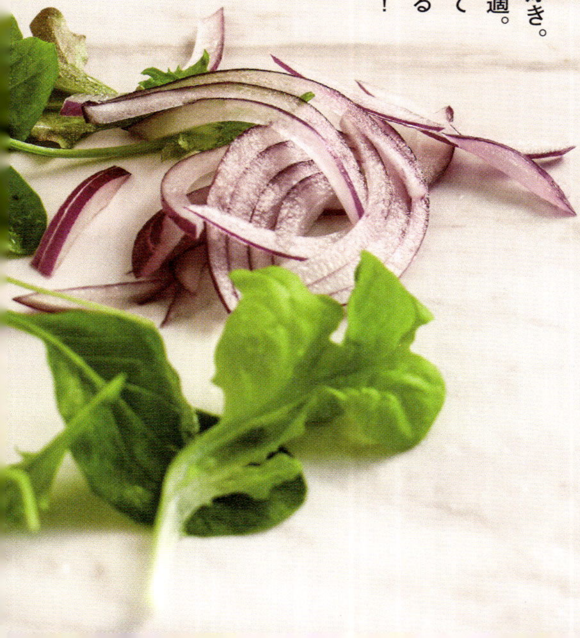

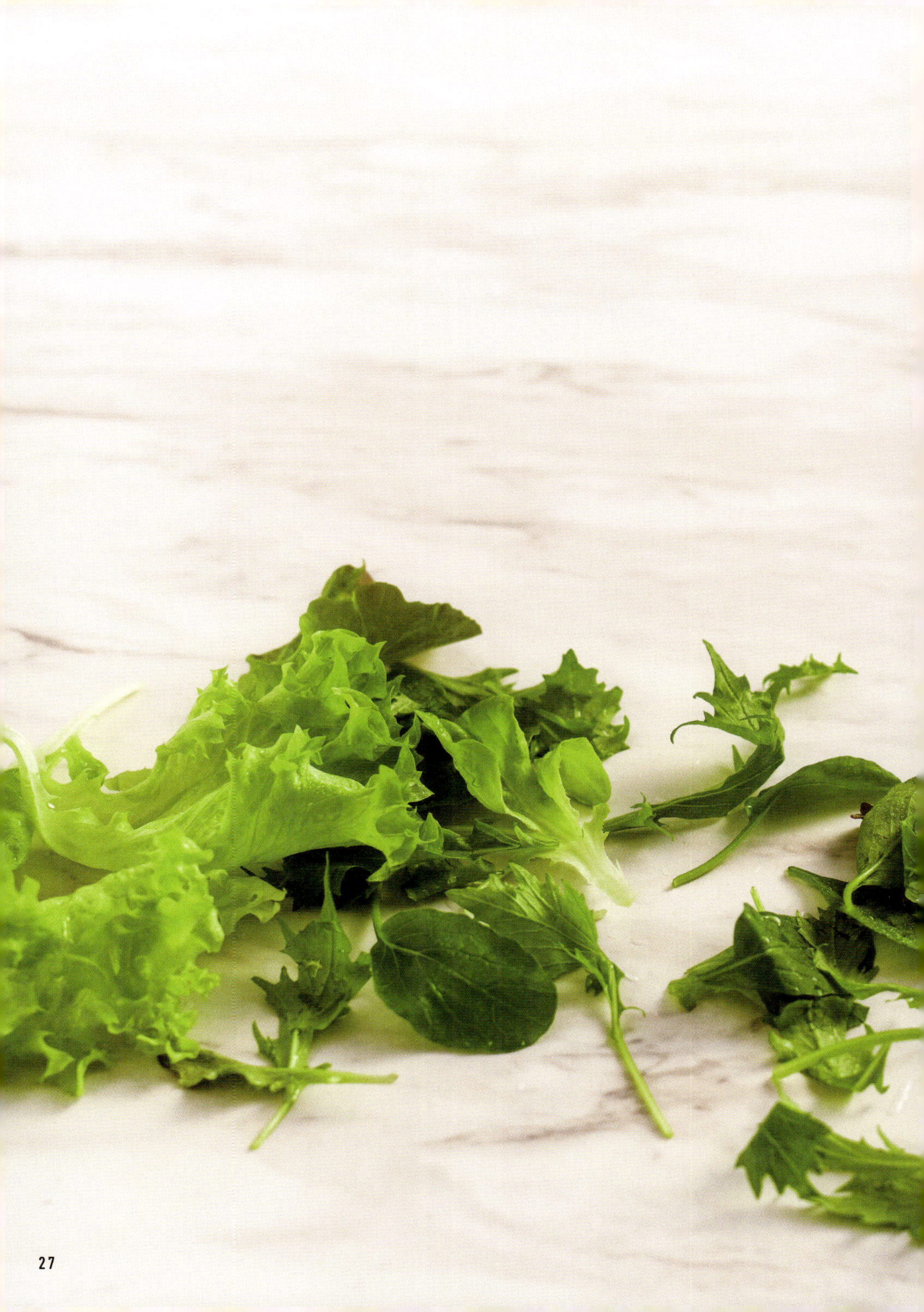

自家製ツナのニース風サラダ

お肉が重いと感じたら……
栄養バランスのいい具だくさんサラダで

[材 料]2人分
※自家製ツナは作りやすい分量

[自家製ツナ]
マグロ赤身サク … 300g
塩 … 小さじ2
A
ローリエ … 3枚
タイム…3枝
にんにく（薄切り） … 1かけ分
粒黒胡椒 … 大さじ1
オリーブオイル … 適量

卵 … 1個
スナップえんどう … 6本
じゃがいも … 1個
ミックスグリーン … 1袋
トマト … 1個
紫玉ねぎ … 1/4個
グリーンオリーブ … 6個
アンチョビフィレ … 2枚
[ドレッシング]
白ワインビネガー … 大さじ1
にんにく（みじん切り） … 少々
マスタード … 小さじ1
塩 … 小さじ1/2
黒胡椒 … 少々
オリーブオイル … 大さじ2

ariko's comment

ツナ、じゃがいも、ゆで卵、オリーブ、アンチョビなどを使うのがフランス・ニース地方の伝統。ツナには、キハダマグロやカジキがおすすめです。ブロッコリーやセロリを入れてもOK。

[作り方]

1 自家製ツナを作る。マグロは長さを半分に切り、塩をまぶして1時間ほど常温でおく。出た水けを拭き取り、耐熱容器に入れてAを加え、オリーブオイルをひたひたに注ぐ。アルミホイルをかぶせて、150℃に予熱したオーブンに入れて40分ほど熱する。オーブンから取り出し、そのまま冷ます。

2 卵は沸騰した湯で7分30秒ほど茹でて冷水に取り、殻を剥いて縦4等分に切る。じゃがいもは柔らかくなるまで茹でて皮を剥き、ひと口大に切る。スナップえんどうは塩茹でにして冷水に取り、半分に割る。ミックスグリーンは水に浸してパリッとさせてから水けを切る。トマトはくし形に切る。紫玉ねぎは薄切りにして水にさらし、水けを絞る。

3 ドレッシングの材料をすべて混ぜ合わせる。

4 うつわに2のミックスグリーンを敷き、2の残りとオリーブを盛り、1のツナ150gを手で割いてのせる。アンチョビをちぎって散らし、ドレッシングを回しかける。

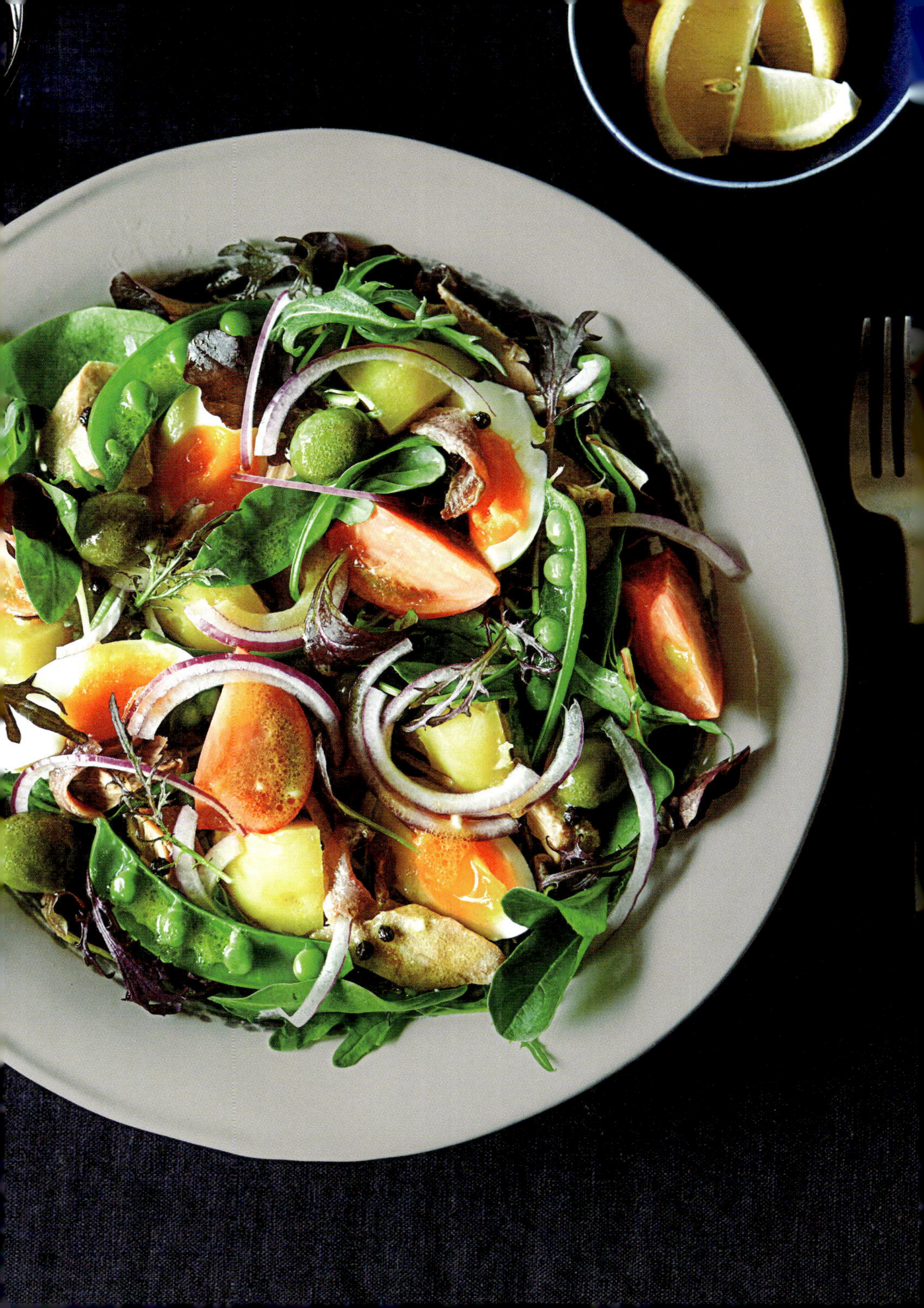

自家製ツナと
ミックスビーンズのサラダ

あっさりツナとほくほく豆のWたんぱく質。
お豆をおいしく感じるドレッシングで

[材 料] 2人分

自家製ツナ … 100g ※P28参照
蒸しミックスビーンズ … 140g
ミックスグリーン … 2袋
紫玉ねぎ … 1/8個
ミニトマト … 8個
[ドレッシング]
ホワイトバルサミコ … 大さじ1
レモン汁 … 小さじ1
粒マスタード … 小さじ1
塩 … 小さじ1/4
黒胡椒 … 少々
オリーブオイル … 大さじ2

[作り方]

1 ミックスグリーンは水に浸してパリッとさせてから水けを切る。紫玉ねぎは薄切りにして水にさらし、水けを絞る。ツナはほぐす。ドレッシングの材料をすべて混ぜ合わせる。
2 ボウルにミックスビーンズとツナを入れ、ドレッシングを加えて和える。
3 うつわにミックスグリーンを敷いて2を盛り、紫玉ねぎと半分に切ったミニトマトを散らす。

ariko's comment

自家製ツナはおいしいだけでなく、良質なたんぱく質が摂れる嬉しい食材。ミックスビーンズは、パウチや缶詰が便利でおすすめ。好きな季節野菜を入れて、満足度の高い一品に。

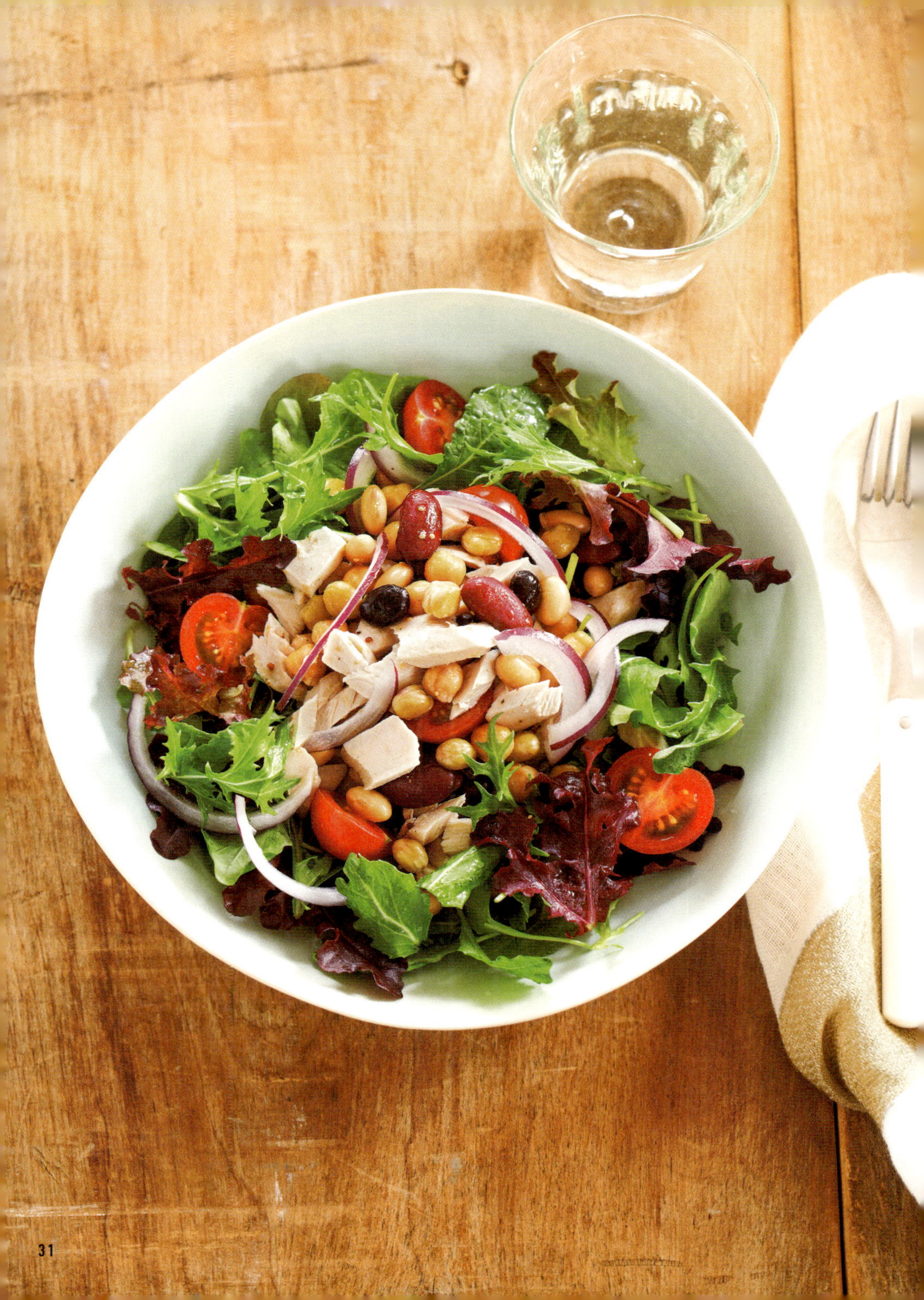

フェタチーズと
アボカドのキヌアサラダ

**お腹の掃除をしたいときに
食感のよいキヌアをスプーンでワシワシ食べる**

[材 料] 2人分

キヌア … 1/2カップ
水 … 200ml
顆粒コンソメスープの素 … 小さじ2
紫玉ねぎ … 1/2個
パプリカ … 1/4個
ケール … 2枚
きゅうり … 1/2本
アボカド … 1/2個
キウイ … 1個
フェタチーズ … 50g
イタリアンパセリ … 2枚

A
- レモン汁 … 大さじ1
- ホワイトバルサミコ … 大さじ1
- 塩 … 小さじ1
- クミンパウダー … 小さじ1/2
- 胡椒 … 少々
- オリーブオイル … 大さじ2

ariko's comment

短時間で調理できるキヌアは、プチプチとした食感が楽しい素材。コンソメを加えて下味をつけて。羊の乳からつくられるフェタチーズの酸味と塩味が全体の味を引き締めます。

[作り方]

1 紫玉ねぎは粗みじん切りにして水にさらし、しっかりと水けを絞る。きゅうりは縦4等分にして種を取り除き、5mm角に切る。パプリカも5mm角、キウイとフェタチーズは1cm角、アボカドは2cm角に切る。ケールは食べやすい大きさのざく切りにする。イタリアンパセリはみじん切りにする。

2 キヌアはさっと洗ってから鍋に入れ、水とコンソメを加えて強火にかける。沸騰したら火を弱め、10分ほど水分がなくなるまで加熱してから火を止め、蓋をして10分ほど蒸らす。

3 ボウルに2のキヌアを入れ、熱いうちにAをすべて加えて混ぜ合わせる。

4 粗熱が取れたら1を加えて混ぜ合わせ、うつわに盛る。

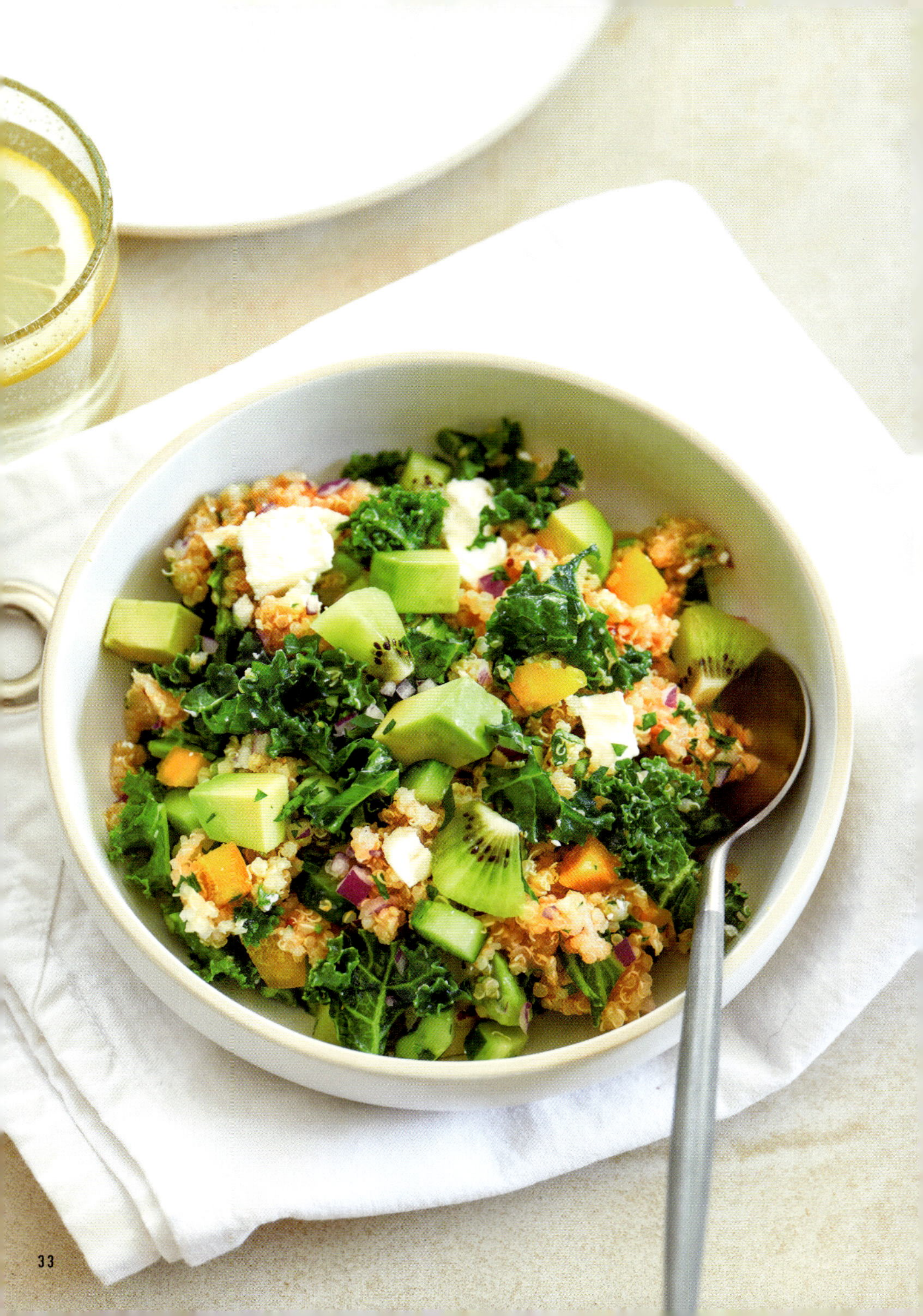

ささみと柑橘のサラダ

生野菜でシャキッとリフレッシュしたいときは
カッテージチーズ＆柑橘のさっぱりコンビで

［ 材 料 ］2人分

鶏ささみ … 4本
レタス … 1/2個
グレープフルーツ … 1個
サラダ玉ねぎ … 1/2個
カッテージチーズ … 大さじ3
塩 … 適量
［ ドレッシング ］
ホワイトバルサミコ … 大さじ2
マスタード … 小さじ2
塩 … 小さじ1/2
胡椒 … 少々
オリーブオイル … 大さじ2

［ 作り方 ］

1 ささみに塩をすり込み、30分以上おく。鍋に湯を沸かし、中火にしてささみを入れ、15秒したら火を止める。蓋をしてそのまま冷まし、ささみを取り出してひと口大に割く。

2 レタスはちぎって水洗いし水けを切り、冷蔵室に入れてパリッとさせる。サラダ玉ねぎは薄切りにして水にさらし、しっかりと水けを切る。グレープフルーツは皮を剥き、薄皮を取り除く。

3 ドレッシングの材料はすべて混ぜ合わせる。

4 うつわにレタスを敷いて、ささみ、サラダ玉ねぎ、グレープフルーツをのせる。カッテージチーズを散らし、ドレッシングを回しかける。

ariko's comment

とあるホテルで出合ったローカロリーサラダを自己流にアレンジ。レタスにチキン、グレープフルーツ、カッテージチーズの好バランス。はっさくや文旦など旬のものでも。

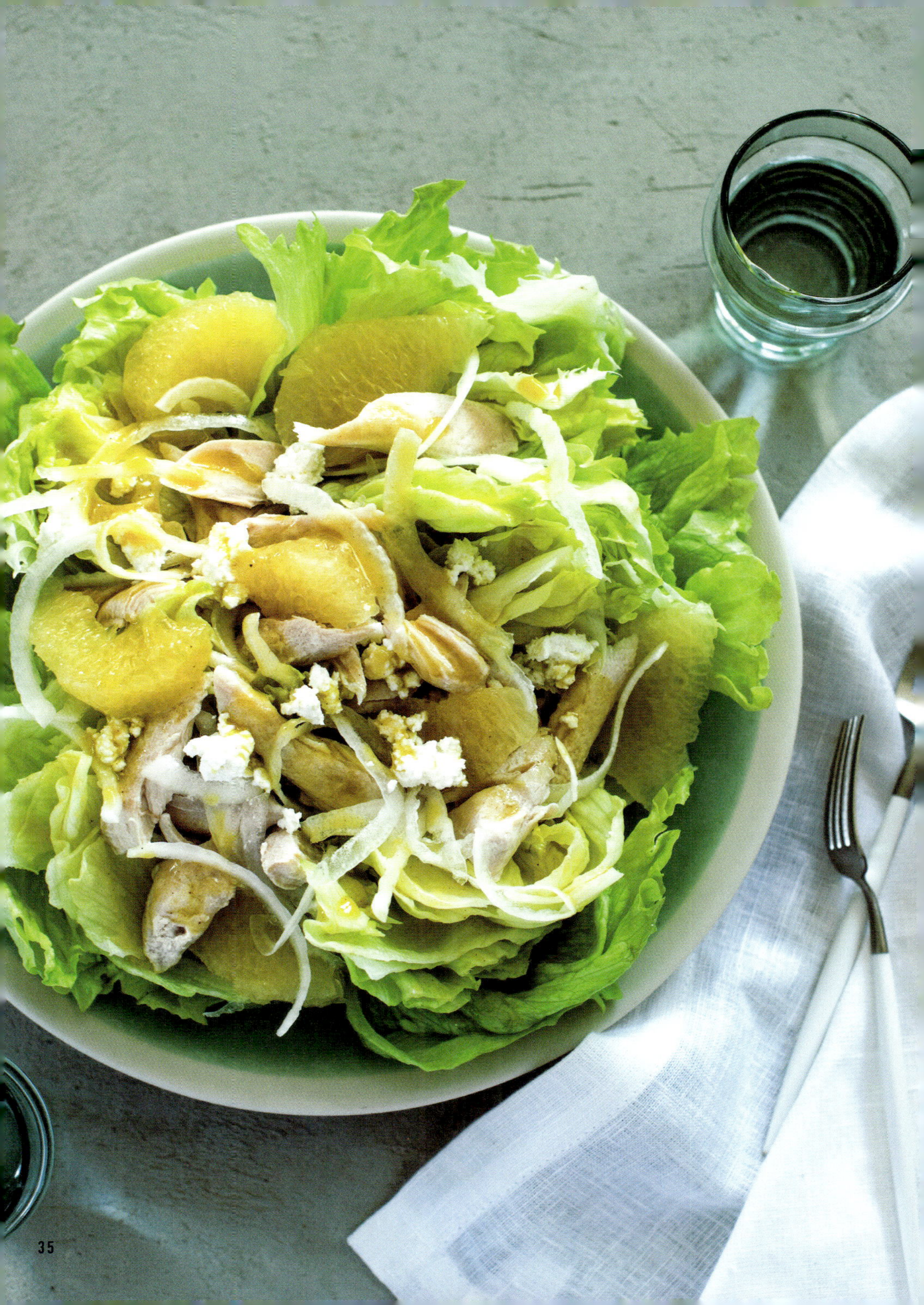

ケイジャンサーモンサラダ

スパイスのパンチを効かせたサーモンに
まろやかソースで野菜がもりもり進みます

[材 料] 2人分

生鮭(切り身)…2切れ
ケイジャンスパイス…大さじ1
塩…少々
薄力粉…適量
オリーブオイル…大さじ1
ミックスグリーン…1袋
アボカド…1/2個
紫玉ねぎ…1/8個
トッピング用ディル…適量
[ソース]
ヨーグルト(無糖)…大さじ2
マヨネーズ…大さじ1
レモン汁…小さじ2
ディル(ざく切り)…適量

[作り方]

1 ミックスグリーンは水に浸してパリッとさせてから水けを切る。アボカドは2cm角に切る。紫玉ねぎは薄切りにして水にさらし、水けを絞る。
2 鮭は水けを拭き、ケイジャンスパイスと塩をまぶして10分ほどおき、薄力粉をはたく。
3 フライパンにオリーブオイルを入れて熱し、鮭の皮目を下にして並べ、両面を香ばしく焼く。
4 ソースの材料はすべて混ぜ合わせる。
5 うつわに1を盛り、3の鮭をのせる。トッピング用ディルを散らし、ソースを添える。

ariko's comment

ケイジャンスパイスとは、チリパウダーやガーリック、クミン、オレガノなど複数のスパイスをブレンドしたアメリカ南部発祥の調味料。ソースをかけた鮭をほぐしながら味わってみて。

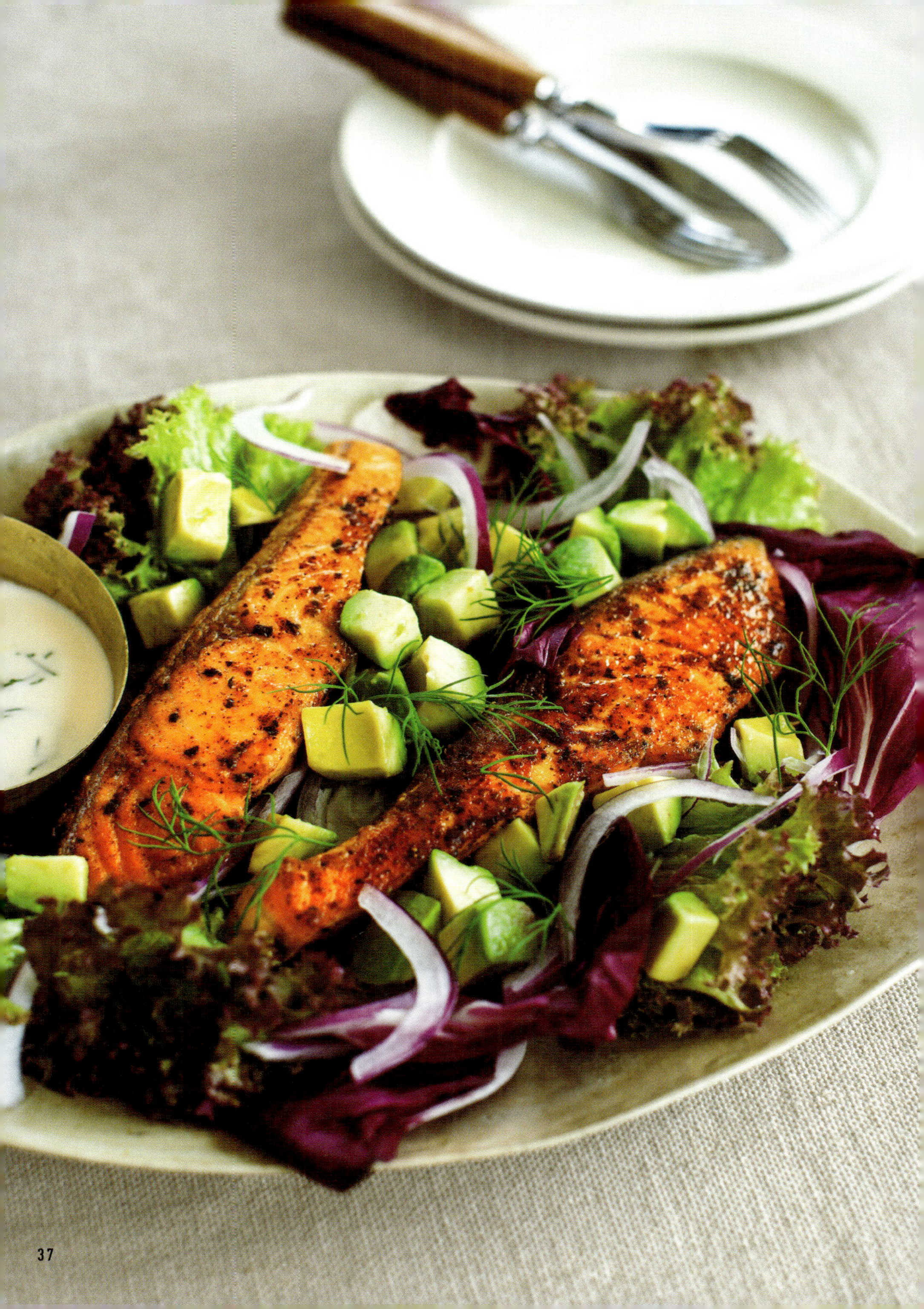

ささみのチョップドシーザーサラダ

シャキッと歯触りのよいロメインレタスとささみに、
コクありドレッシングが好相性。家族みんなの大好物

[材 料] 2人分

鶏ささみ … 3本
卵 … 1個
ロメインレタス … 3枚
ブロッコリー … 1/4株
紫玉ねぎ … 1/4個
オリーブオイル … 小さじ1/2
[ドレッシング]
ヨーグルト（無糖）… 大さじ2
マヨネーズ … 大さじ1
レモン汁 … 大さじ1
にんにく（すりおろし）… 少々
パルメザンチーズ … 小さじ2
塩 … 小さじ1/4

[作り方]

1 ささみに塩と胡椒各少々（ともに分量外）をふり、オリーブオイルをひいたフライパンで香ばしく焼く。粗熱が取れたら食べやすい大きさに割く。卵は沸騰した湯で8分ほど茹でて冷水に取り、殻を剥いて細かく潰す。

2 ロメインレタスは1枚ずつ剥がし、水に浸してパリッとさせてから水けを切り、2cm大に切る。ブロッコリーは小房に分けて塩茹でにし、1cm角に切る。紫玉ねぎは粗みじん切りにして水にさらし、しっかりと水けを絞る。

3 ドレッシングの材料をすべて混ぜ合わせる。

4 うつわに2を盛り、ささみと卵を散らす。ドレッシングを回しかけてざっくりと和え、黒胡椒とパルメザンチーズ各適量（ともに分量外）をふる。

ariko's comment

パリパリ食感で刻んでも水けの出にくいロメインレタスは、チョップドサラダにぴったり。ドレッシングは、にんにくとパルメザンチーズで旨みを。スプーンでワシワシ食べたい！

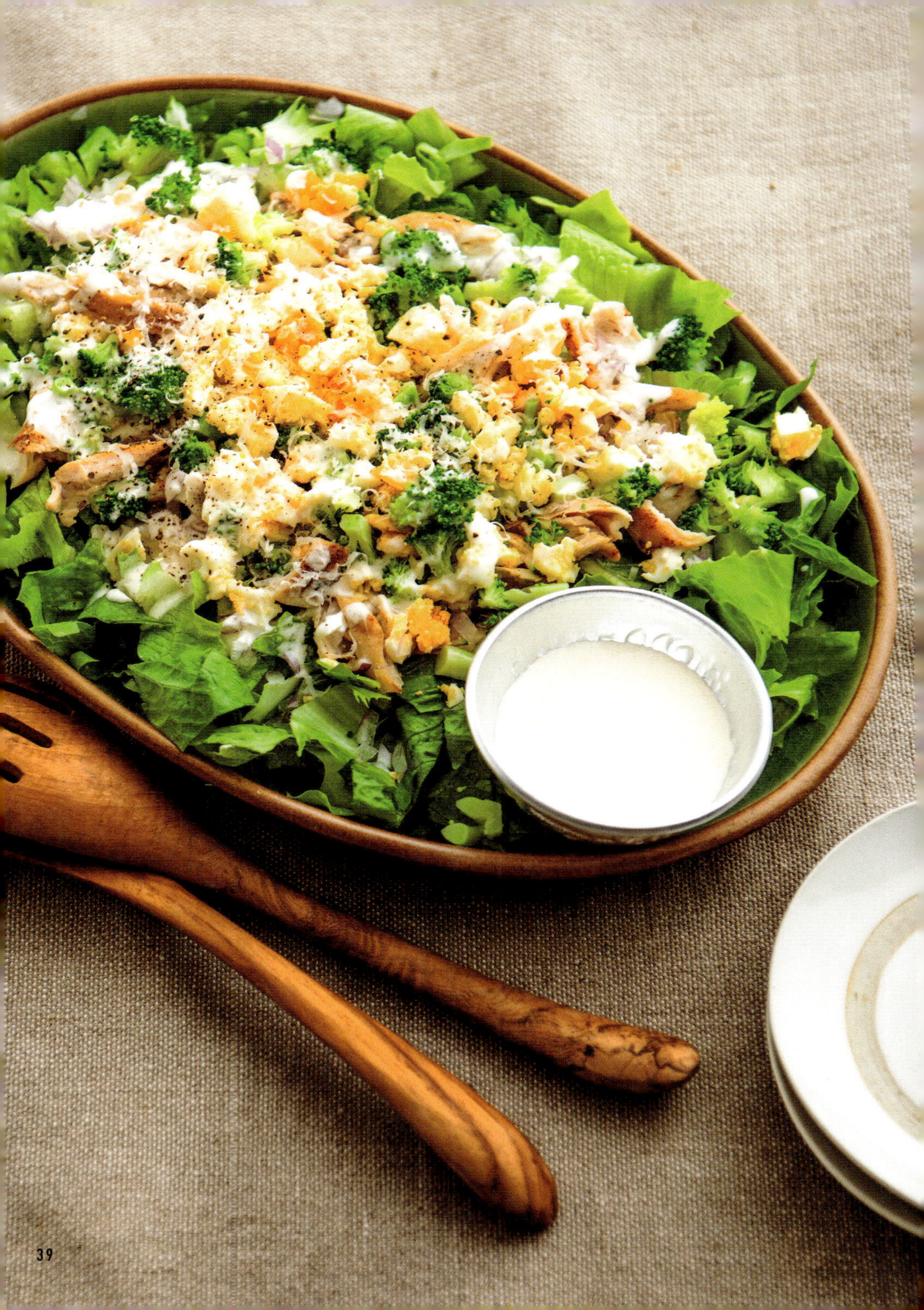

3 昼ごはん Lunch

忙しいお昼時は、一品でOKな麺料理が中心です。
以前、体調を整えるためにファスティングをしたところ、
回復食として取り入れた十割そばのおいしさに開眼！
それから、低糖質の麺を楽しむようになりました。
胃がもたれず食後感も軽く、体の変化に気がつくように。
「体が重いな……」と思ったときに頼って安心のレシピです。

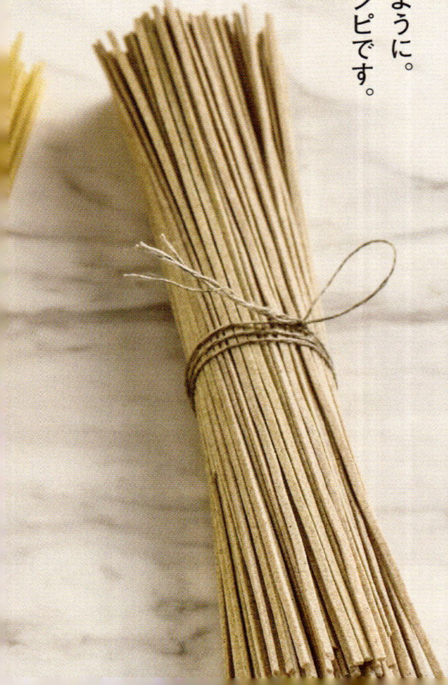

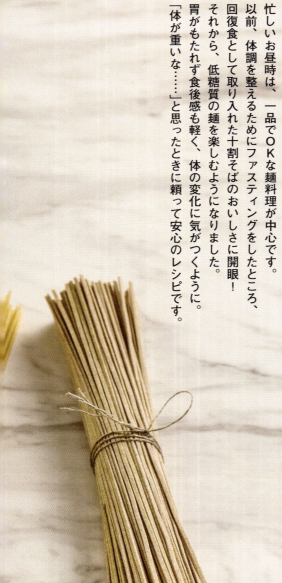

なす入り肉味噌
ジャージャー大豆麺

なすの甘みを加えた肉味噌を作っておけば簡単！
もやしの食感とにらの香りでランチに十分な満足感

[材 料] 2人分

大豆麺（乾麺）… 160g
なす … 2個
豚赤身ひき肉 … 200g
にんにく … 1かけ
生姜 … 1かけ
豆板醤 … 小さじ1
A
- みりん … 大さじ2
- 酒 … 大さじ1
- 醤油 … 大さじ1
- オイスターソース … 大さじ1
- 甜麺醤 … 大さじ1

ごま油 … 小さじ2
もやし … 1袋
にら … 4本
小ねぎ … 4本
卵黄 … 2個分

ariko's comment

高たんぱく、低脂質の大豆麺は、ダイエット期間中の強い味方。大豆を50%ブレンドしつつ、喉ごしがいいキッコーマンのものがおすすめ。卵黄を崩しながら絡めて、まろやかに。

[作り方]

1 なすは皮を剝き、1.5cm角に切る。にんにくと生姜はみじん切りにする。Aはすべて混ぜ合わせる。にらは5mm幅に切る。小ねぎは小口切りにする。もやしはひげ根を取って、さっと茹でる。

2 フライパンにサラダ油小さじ1（分量外）を入れて中火で熱し、にんにく、生姜、豆板醤を加えて軽く炒め、香りが出たらひき肉を加えてそぼろ状になるまで炒める。

3 ひき肉をフライパンの端に寄せ、空いたスペースになすを入れて炒める。なすがしんなりしたらAを加え、汁けがなくなるまで全体を炒め合わせ、ごま油を回しかける。

4 鍋に湯を沸かし、大豆麺を袋の表示時間通りに茹でてざるに上げる。

5 うつわに麺を盛り、ごま油と塩各少々（ともに分量外）をふって和える。3の肉味噌、もやし、にら、小ねぎをのせ、中央に卵黄を落とす。

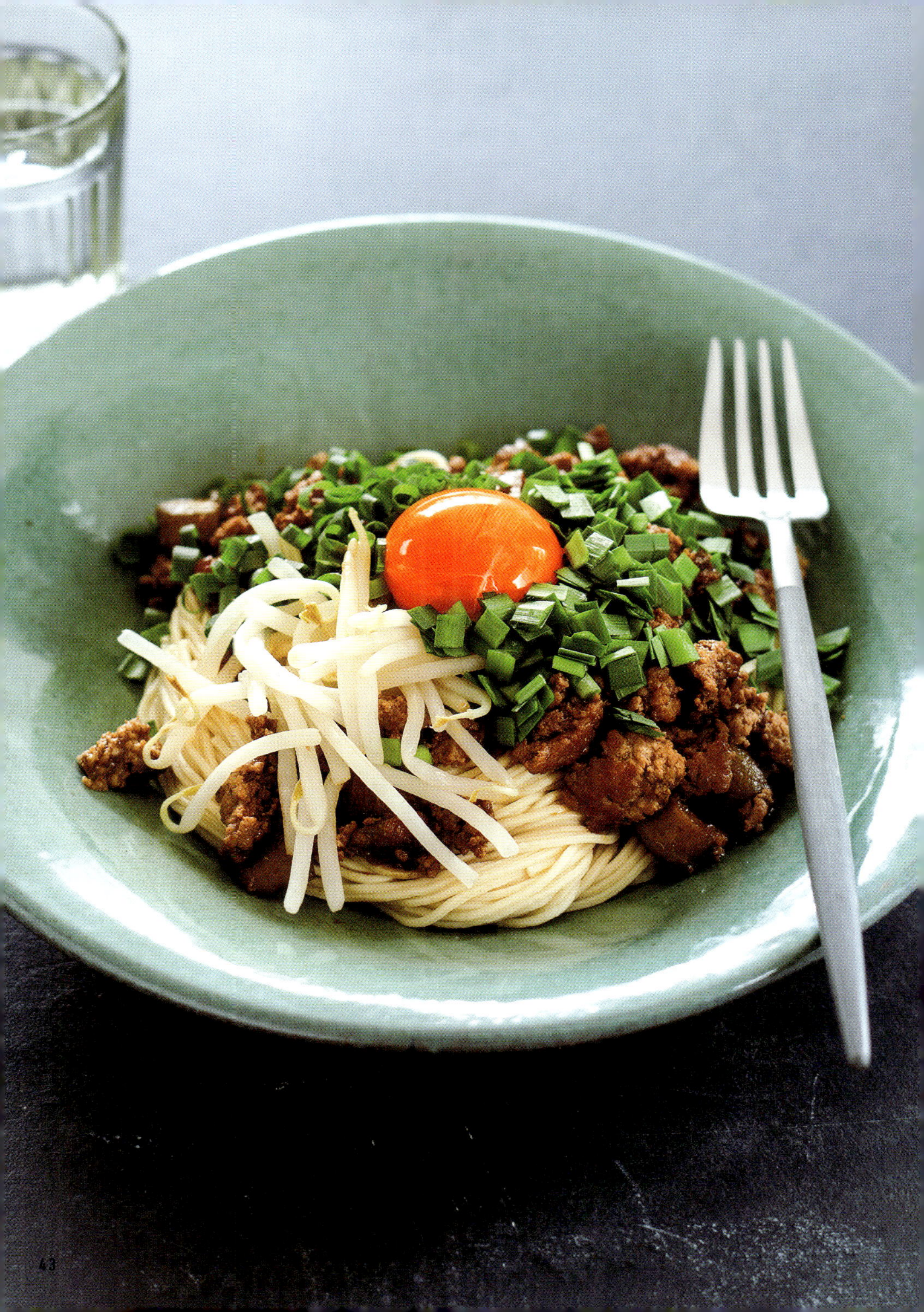

梅トマト納豆十割そば

梅干しを効かせたトマトと納豆でさっぱり。
ファスティング明けにいい

[材 料]1人分

十割そば(乾麺) … 100g
トマト … 1個
納豆 … 1パック
梅干し(甘めのもの) … 1個
麺つゆ(ストレート) … 150ml
みょうが … 1個
小ねぎ … 2本
オリーブオイル … 小さじ2

[作り方]

1 トマトはひと口大に切る。梅干しは種を取り除いて包丁で叩く。合わせてボウルに入れ、よく和える。
2 納豆は付属のたれを加えて混ぜる。
3 みょうがは縦半分に切ってから小口切りにする。小ねぎは小口切りにする。合わせてさっと水に浸し、水けをしっかりと切る。
4 鍋に湯を沸かし、そばを袋の表示時間通りに茹でて冷水に取る。ぬめりを洗い、水けをしっかりと切る。
5 うつわにそばを盛り、梅トマトと納豆をのせて麺つゆをかける。3の薬味をのせ、オリーブオイルを回しかける。

ariko's comment

低糖質を意識するときに活躍するのが、小麦粉をつなぎに使わない十割そば。大好きなトマトと納豆で栄養面もバランスよく仕上げます。薬味はかいわれ菜や青じそを使っても◎。

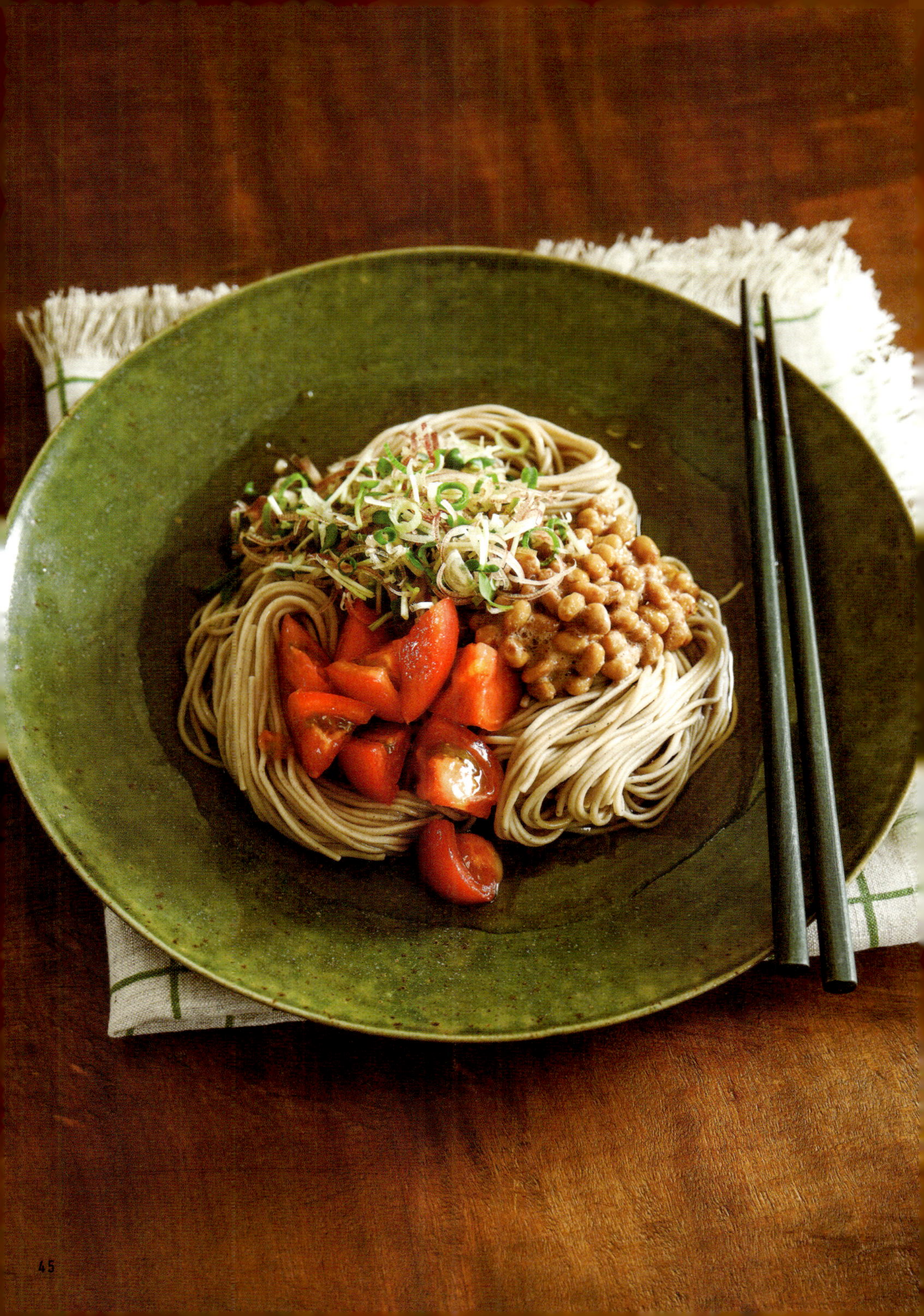

ツナのオートミール レモンリゾット

まろやか豆乳ベースをレモンで引き締めて。
ツナとしめじで軽めに済ませたいときに

[材 料] 2人分

オートミール … 80g
ツナ缶 … 80g
しめじ … 1パック
玉ねぎ … 1/2個
オリーブオイル … 大さじ1
調製豆乳 … 200ml
水 … 200ml
レモン汁 … 大さじ2～3
パルメザンチーズ … 大さじ4
顆粒コンソメスープの素 … 小さじ1
塩 … 小さじ1/2
胡椒 … 少々
パセリ（みじん切り） … 適量
レモンの皮（細切り） … 適宜

[作り方]

1 ツナはオイルを切る。しめじは石づきを切り落とし、小房に分ける。玉ねぎはみじん切りにする。
2 フライパンにオリーブオイルを入れて中火にかけ、玉ねぎを入れて透き通るまで炒める。ツナとしめじを加え、しめじがしんなりするまで炒める。
3 豆乳、水、コンソメを加えて沸騰直前まで温める。オートミールを加え、混ぜながら弱めの中火で加熱する。塩と胡椒で味を調え、レモン汁とパルメザンチーズを加えてさっと混ぜ合わせる。
4 うつわに盛り、パセリをかける。好みでレモンの皮を散らし、オリーブオイル適量（分量外）を回しかける。

ariko's comment

甘く仕上げがちなオートミールですが、塩けのある食事系も食べ飽きない好きなメニュー。スープ多めにすることが、オートミールを口当たりよく楽しむためのコツです。

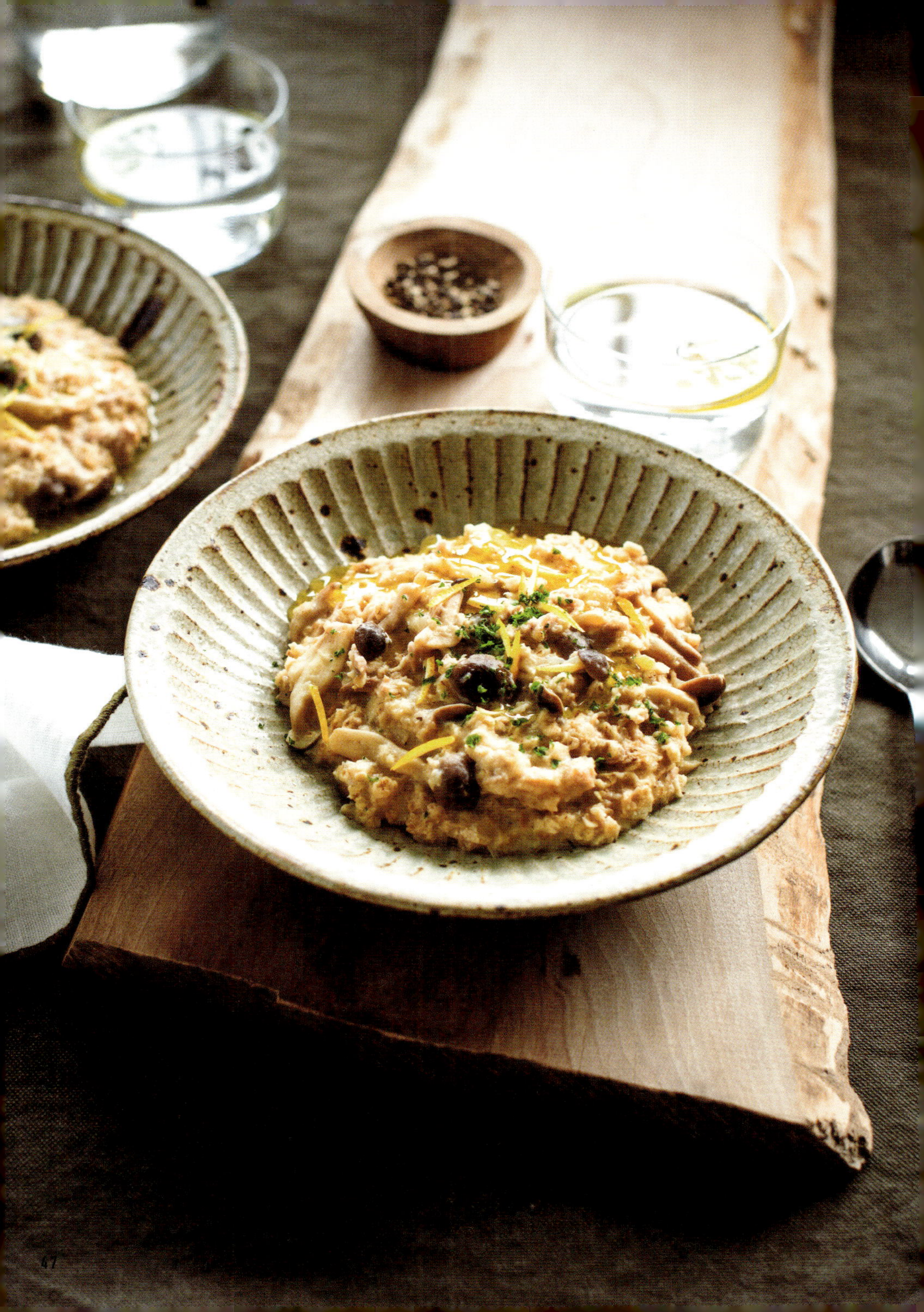

野菜たっぷり低糖質麺ちゃんぽん

豚肉＆海鮮の旨みに野菜の甘さが溶け出した
具だくさんスープは寒い季節の「整う」にぴったり

［材料］1人分

低糖質麺…1袋
キャベツ…2枚
もやし…1/3袋
にんじん…4cm
玉ねぎ…1/4個
スナップえんどう…2本
豚もも薄切り肉…30g
茹でたこ…30g
剝き小海老…30g
かまぼこ…2枚
米油…小さじ2
［スープ］
水…500ml
牛乳…100ml
顆粒鶏ガラスープの素…小さじ2
オイスターソース…小さじ1
塩…小さじ1
胡椒…少々

［作り方］

1 キャベツはひと口大に切り、もやしはひげ根を取り、水にさらして水けを切る。にんじんは短冊切りにする。玉ねぎは薄切りにする。スナップえんどうは筋を取り、さっと塩茹でにする。豚肉はひと口大に切る。たこは薄切りにする。かまぼこは2cm幅の斜め切りにする。
2 鍋にスープの材料をすべて入れ、沸騰直前まで温める。
3 中華鍋またはフライパンに米油を入れて強めの中火にかけ、豚肉を加えて色が変わるまで炒める。キャベツ、にんじん、玉ねぎを加えて炒め、しんなりしたら海老とたこを加えてさっと炒め合わせ、さらにもやしを加えてひと混ぜする。
4 3に2を加えてひと煮立ちしたら、スナップえんどうとかまぼこを加える。
5 鍋に湯を沸かし、低糖質麺を入れてさっと湯通しする。
6 うつわに麺を盛り、4を注ぐ。

ariko's comment

人気のちゃんぽん屋さんで知った、麺抜きスープの一品。牛乳入りのコクのあるスープはそれだけでもおいしいけれど、低糖質麺を使って、麺料理でも低糖質を目指しました。

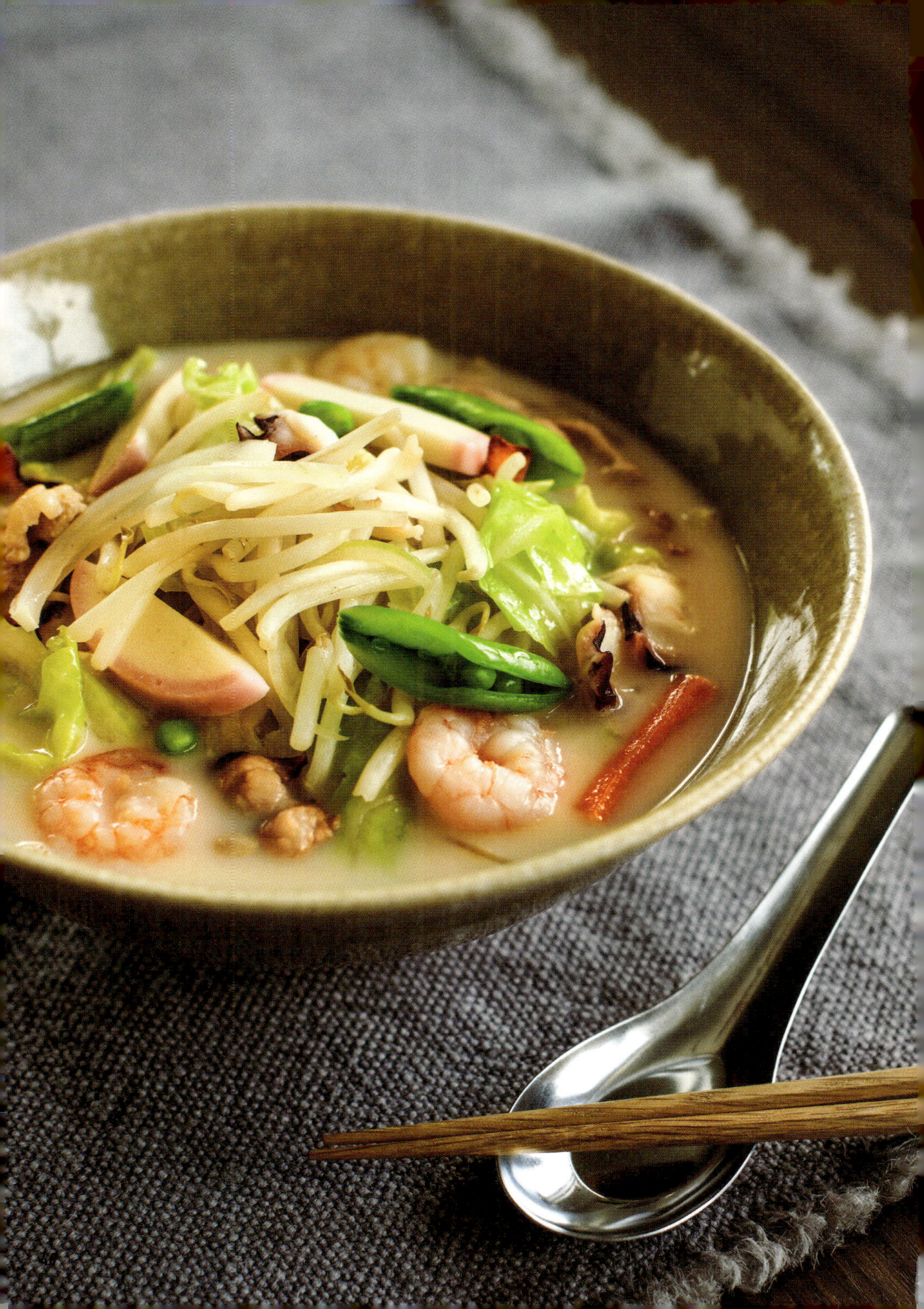

ツナときのこの
トマトスープ玄米パスタ

トマトの旨みを吸わせて茹で上げる
忙しいときに助かるワンパンパスタ

[材 料] 1人分

玄米パスタ(乾麺) … 80g
ツナ缶(かたまりタイプ)… 小1缶(70g)
しめじ … 1/2パック
玉ねぎ … 1/4個
にんにく … 1/2かけ
赤唐辛子(輪切り) … 適量
オリーブオイル … 大さじ1
顆粒コンソメスープの素 … 小さじ1
水 … 600ml
粗ごしトマト … 大さじ3
塩 … 小さじ1弱
オレガノ(乾燥) … 少々
パセリ(みじん切り) … 少々

[作り方]

1 ツナはオイルを切る。しめじは石づきを切り落とし、小房に分ける。玉ねぎは薄切りにする。にんにくは粗みじん切りにする。
2 フライパンにオリーブオイルとにんにくを入れて弱火にかけ、香りが立ってきたらしめじ、玉ねぎ、赤唐辛子を加えて、しんなりするまで炒める。
3 水を注ぎ、沸騰したらパスタを入れ、ツナ、コンソメ、粗ごしトマト、塩、オレガノを加えて、袋の表示時間通りに茹でる。
4 うつわに盛り、パセリを散らす。

ariko's comment

苦手意識があった、フライパン一つで作るワンパンパスタ。水をたっぷりと使うスープパスタにすると、失敗もなく私好みの味に。ツナ缶はフレークじゃないかたまりタイプを。

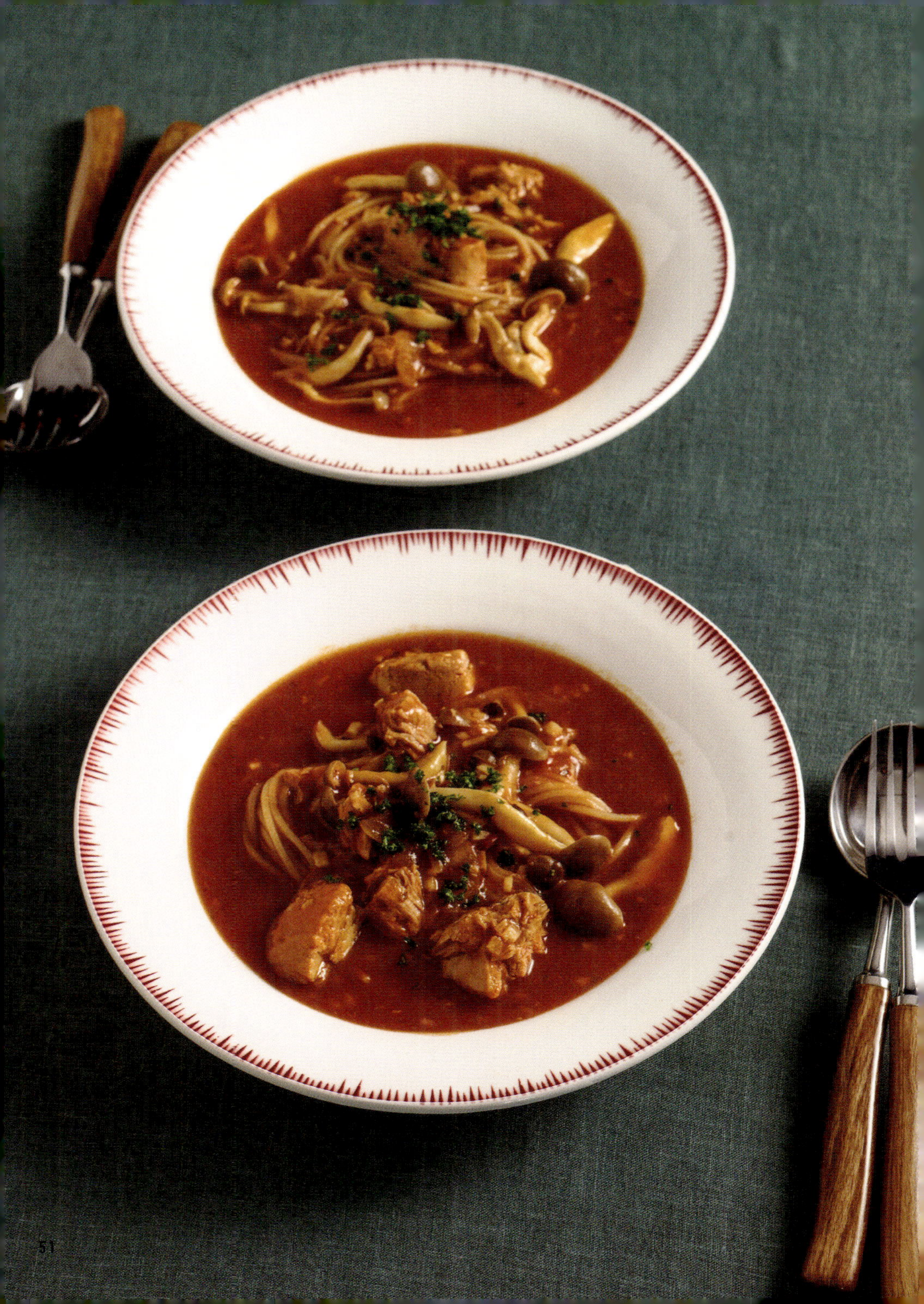

トムヤム風春雨スープ

腹パンごはんの翌日は、セロリの爽やかさに
にんにくと赤唐辛子のパンチが効いたスープを

［ 材 料 ］2人分

緑豆春雨…30g
鶏ひき肉…120g
セロリ（葉も含める）…1/2本
しめじ…60g
ミニトマト…4個
赤唐辛子（輪切り）…1本
にんにく…1かけ
米油…大さじ2
［スープ］
水…400ml
顆粒鶏ガラスープの素…大さじ1
ナンプラー…大さじ2
酢…大さじ1
砂糖…小さじ1
レモン汁…大さじ2
小ねぎ（小口切り）…適宜

［ 作り方 ］

1 春雨はぬるま湯で戻し、食べやすい長さに切る。セロリは茎を薄切りに、葉を粗みじん切りにする。しめじは石づきを切り落とし、小房に分ける。にんにくは薄切りにする。
2 小鍋ににんにくと米油を入れ、弱火でじっくりと加熱する。にんにくがきつね色になったら取り出し、油は残しておく。
3 鍋にスープの材料をすべて入れ、ひき肉、赤唐辛子を加えて中火にかける。ひき肉をほぐしてアクが出たら取り除く。沸騰したら、春雨、セロリの茎、しめじ、ミニトマトを加えてひと煮立ちさせる。
4 うつわに盛り、セロリの葉を散らしてレモン汁を回しかける。2のにんにくをのせて油をたらし、好みで小ねぎを添える。

ariko's comment

鶏ひき肉のだしをナンプラーで風味付けしたスープに、低糖質の春雨を入れたエスニックメニューで、蒸し暑い夏を乗り切ります。赤唐辛子とレモン汁の量はお好みで加減を。

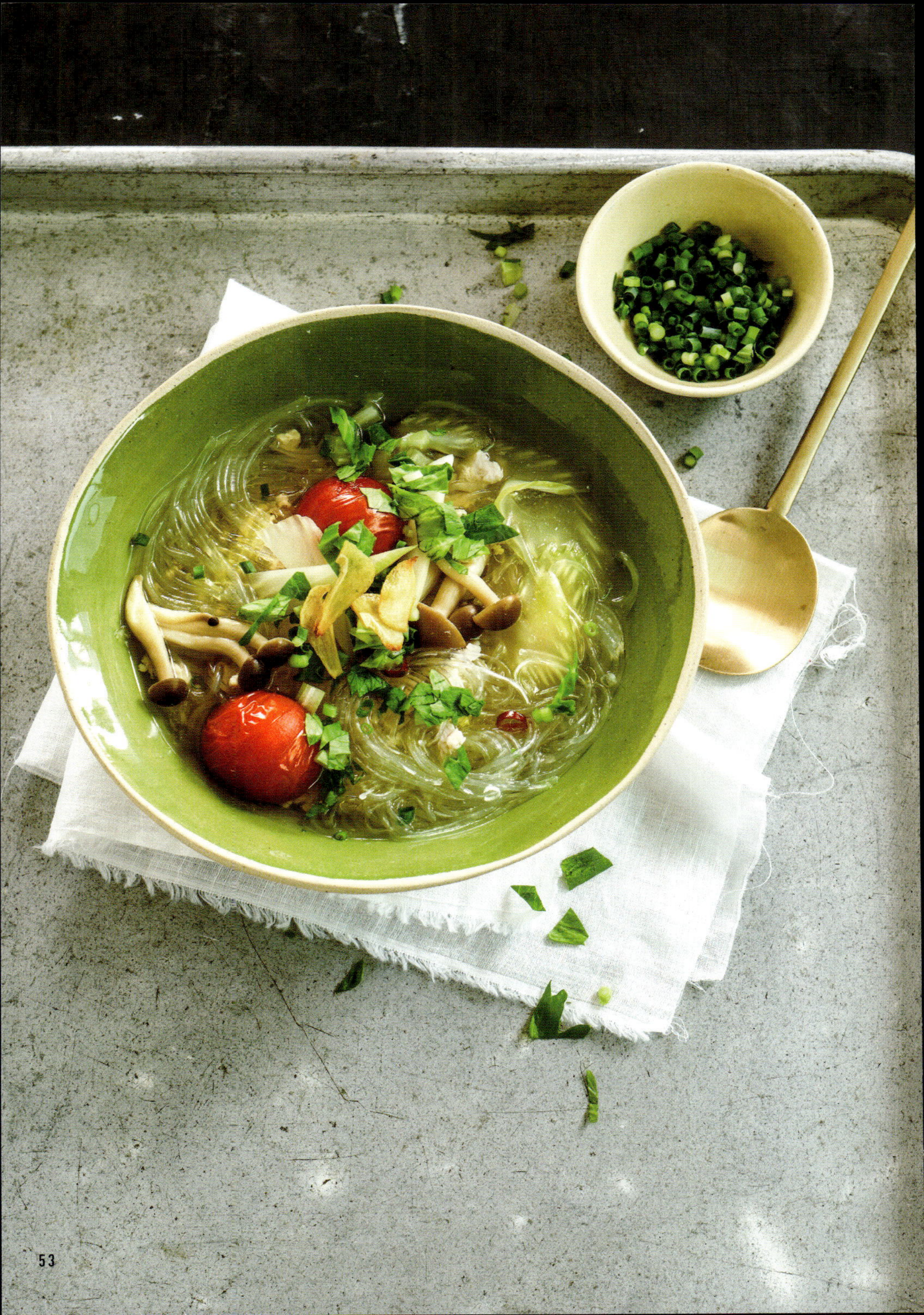

4

Dinner

夜ごはん まずはこれから

一品でお腹を満たすよりも、いろいろ食べたい派なので
夕食には副菜が欠かせません。おつまみとしても楽しめますが、
油っこい＆濃いめの味にはせずに、野菜たっぷりを心掛け、
たくさん食べても罪悪感のないレシピにしています。
やっぱり汁だくものが好きなので、おだしがじんわり滋味深い
スープ系もマスト！　ほっと温まって心身が満ち足ります。

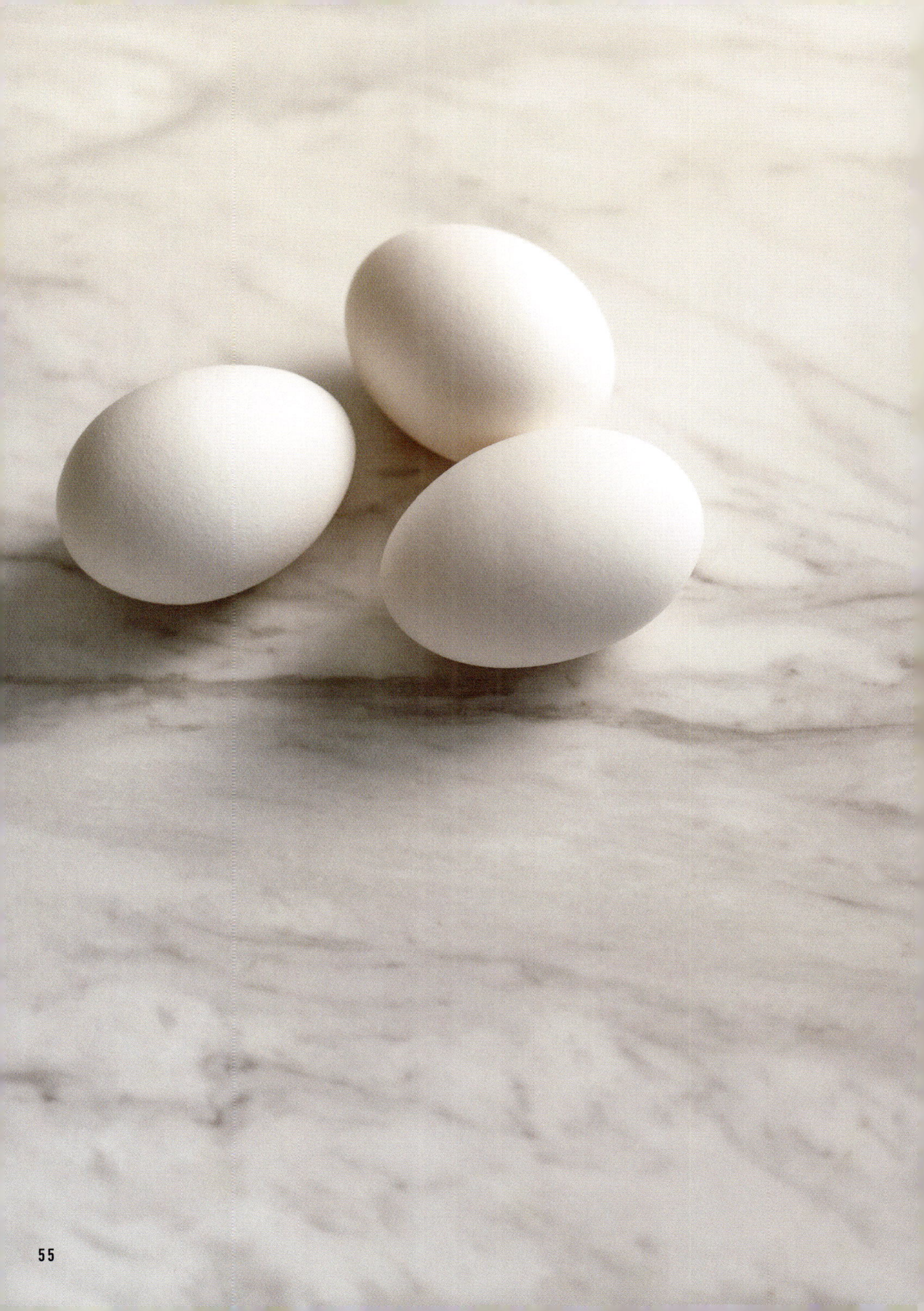

帆立とかぶとキウイのカルパッチョ

軽やかでおしゃれな組み合わせで
たんぱく質とビタミンをバランスよく摂取できる

[材 料] 2人分

帆立（刺身用）… 8個
かぶ … 2個
キウイ … 2個
[ドレッシング]
レモン汁 … 小さじ2
白ワインビネガー … 小さじ1
はちみつ … 小さじ1
オリーブオイル … 大さじ1
塩 … 少々
胡椒 … 少々
ディル（ざく切り）… 適量

[作り方]

1 帆立は厚さを半分に切り、塩少々（分量外）をふって冷蔵室で冷やす。
2 かぶは皮を剥いて縦に3mm厚さに切り、塩少々（分量外）をふってしばらくおき、出た水けを拭き取る。キウイは皮を剥いて4mm厚さに切る。
3 ドレッシングの材料をすべて混ぜ合わせる。
4 うつわに帆立、かぶ、キウイを交互に並べ、ドレッシングを回しかけてディルを散らす。

ariko's comment

低糖質メニューのたんぱく源は鶏肉に頼りがちですが、お手軽な帆立の刺身は積極的に取り入れたい素材の一つ。かぶとキウイの甘み・酸味、ディルの香りが帆立を引き立てます。

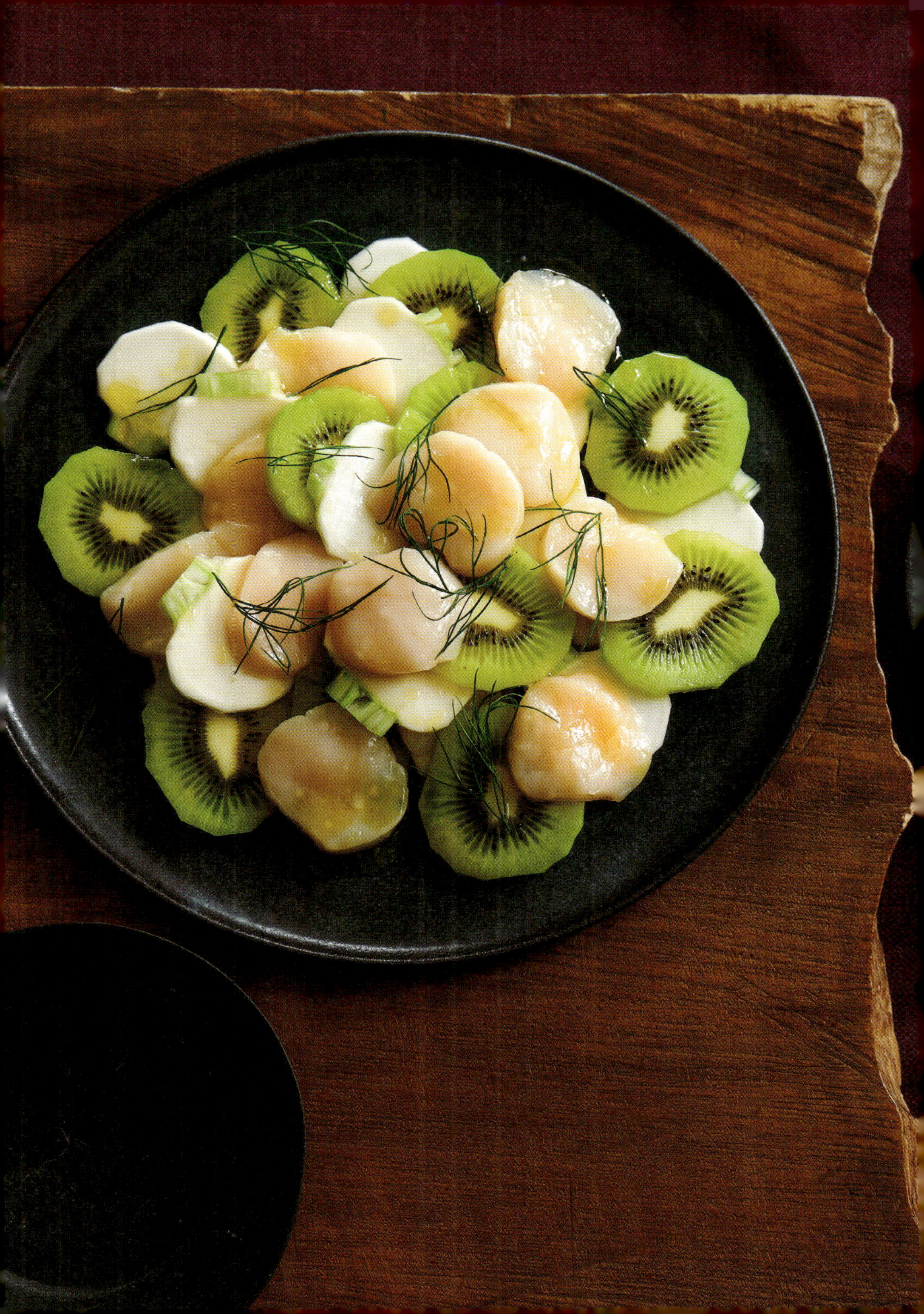

豆腐入り茶碗蒸し
梅干しあんかけ

おだしはじんわり、口当たりは優しく。
梅干しを効かせれば、疲れ気味の胃腸にも◎

[材 料]2人分

絹ごし豆腐 … 100g
卵 … 1個
だし汁 … 150ml
みりん … 小さじ1
薄口醤油 … 小さじ1
塩 … 少々
[梅干しあん]
梅干し … 2個
だし汁 … 100ml
酒 … 大さじ1/2
みりん … 大さじ1/2
薄口醤油 … 大さじ1/2
[水溶き片栗粉]
片栗粉 … 大さじ1/2
水 … 大さじ1

[作り方]

1 ボウルに卵を割り入れ、菜箸で泡立てないように溶きほぐす。だし汁、みりん、薄口醤油、塩を加えて混ぜ合わせ、ざるなどで漉す。豆腐は水切りして、縦半分に切る。
2 耐熱のうつわに豆腐を入れ、卵液を注ぐ。ラップをかけて、蒸気が上がった蒸し器に入れて強火で3分ほど、弱火にして10分ほど蒸す。竹串を刺してみて透き通った汁が出たら蒸し上がり。
3 小鍋に梅干しあんの材料をすべて入れて強火にかけ、煮立ったら水溶き片栗粉を混ぜながら加える。とろみがついたら、2にかける。

ariko's comment

具材を潔く豆腐だけにした茶碗蒸しは、梅干しの酸味を生かしたあんでメリハリをつけました。電子レンジで蒸す場合、うつわにラップをかけず、200Wで7分ほど加熱してください。

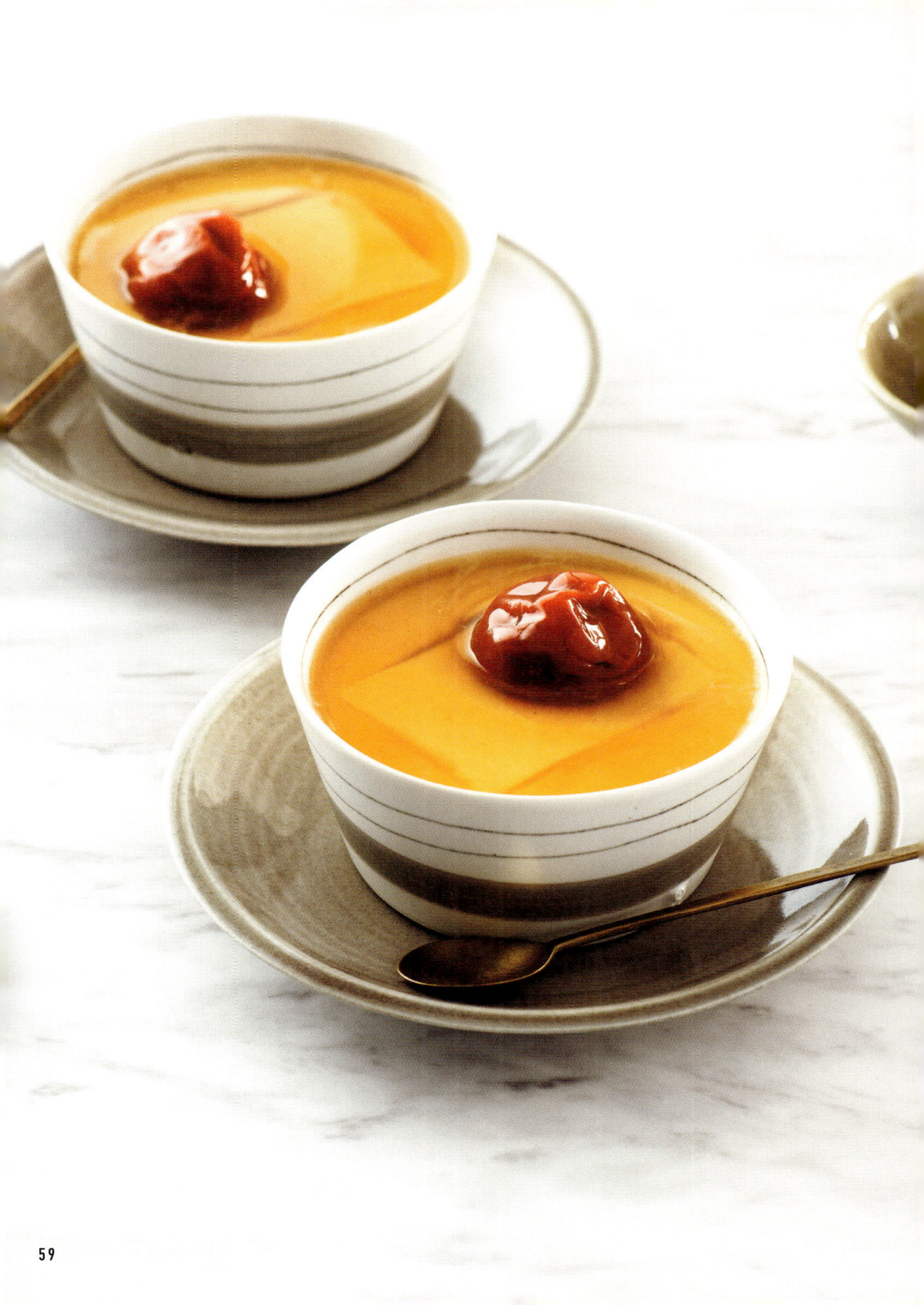

冷ややっこ3種

毎日食べたくなる豆腐は
かけだれのバリエーションでマンネリ解消

ツナ入り玉ねぎドレッシングやっこ

[材 料] 2人分

絹ごし豆腐… 小2丁
玉ねぎドレッシング … 大さじ2
ツナ缶(ノンオイルタイプ) … 大さじ1
かつお節…適量
[玉ねぎドレッシング]作りやすい分量
玉ねぎ … 1個
酒 … 50ml
みりん … 50ml

A
- 酢 … 75ml
- 醤油 … 大さじ3
- オリゴ糖シロップ … 大さじ1と1/2
- だし醤油 … 大さじ1
- 塩 … 小さじ1/2
- 太白ごま油 … 大さじ3

玉ねぎは繊維に沿って薄切りに。鍋に酒とみりんを入れて火にかけ、アルコールを飛ばして火を止める。Aを入れて混ぜ合わせ、玉ねぎを加えてひと混ぜする。保存容器に移し、冷蔵室でひと晩寝かせる。

[作り方]

1 ボウルに玉ねぎドレッシングとツナを入れて混ぜ合わせる。
2 うつわに豆腐を盛り、1をのせてかつお節をかける。

ariko's comment

食べ過ぎが気になるときなど、白米代わりに取り入れたい豆腐。私はいつも3個パックの絹ごし豆腐をストックしています。ご飯のお供にもなる3種のたれで、食べ飽きません。

しらす入り オクラ明太子やっこ

[材 料] 2人分

絹ごし豆腐… 小2丁
しらす … 大さじ2
オクラ … 3本
明太子 … 1/4腹
醤油 … 小さじ1
ごま油 … 小さじ1

[作り方]

1 オクラは塩少々(分量外)をまぶして板ずりして、熱湯で1分ほど茹でる。ざるに上げて冷まし、へたを切り落として小口切りにする。明太子は薄皮を取り除く。
2 ボウルに1、しらすを入れ、醤油とごま油を加えて和える。
3 うつわに豆腐を盛り、2をかける。

キムチトマト納豆やっこ

[材 料] 2人分

絹ごし豆腐… 小2丁
白菜キムチ … 大さじ1
ミニトマト … 4個
納豆 … 1パック
醤油 … 小さじ1
小ねぎ(小口切り) … 適量

[作り方]

1 キムチは刻む。ミニトマトは縦4等分に切る。納豆は付属のたれと辛子、醤油を加えて軽く混ぜる。
2 ボウルに1を入れて混ぜる。
3 うつわに豆腐を盛り、2をかけて小ねぎをのせる。

ツナ入り玉ねぎドレッシングやっこ

しらす入り
オクラ明太子やっこ

キムチトマト納豆やっこ

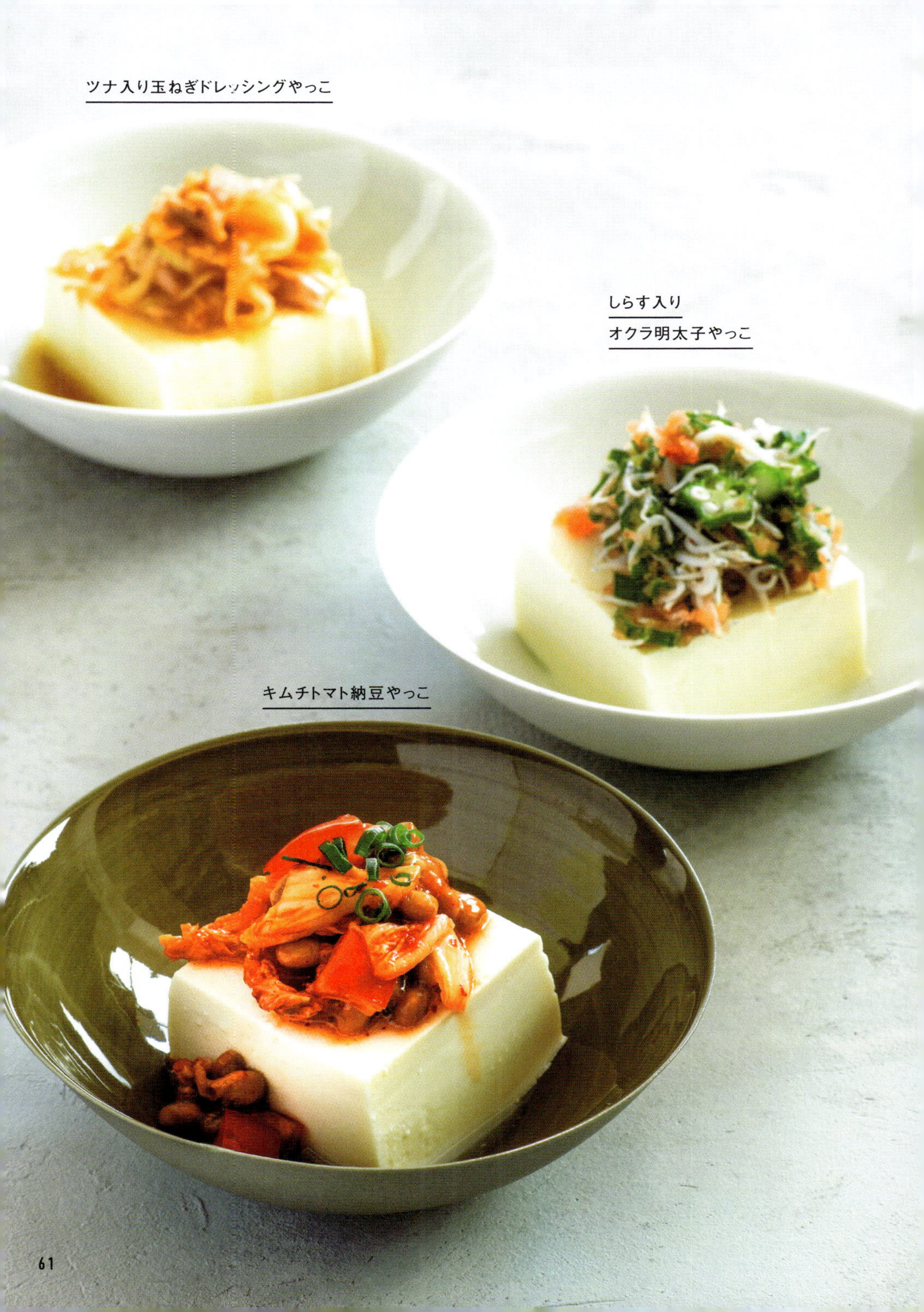

豚ロースと海老のサンチュ巻き

シャキシャキサンチュで罪悪感ゼロの生春巻き風。
レモン汁たっぷりのたれでさっぱりと

[材 料] 4本分

豚ロース薄切り肉 … 100g
海老 … 4尾
きゅうり … 1/2本(長さ12cm程度)
小ねぎ … 12本

- A
  - ナンプラー … 小さじ2
  - オリゴ糖シロップ … 小さじ1
  - 紫玉ねぎ(みじん切り) … 大さじ1
  - にんにく(みじん切り) … 1/2かけ分
  - 白炒りごま … 大さじ1/2
  - 黒胡椒 … 少々

サンチュ … 4枚
青じそ … 4枚
ライム … 適宜

[たれ]

- レモン汁 … 大さじ3
- オリゴ糖シロップ … 大さじ3
- ナンプラー … 大さじ2
- 水 … 大さじ2
- にんにく(みじん切り) … 小さじ1/2
- 赤唐辛子(みじん切り) … 1/2本

[作り方]

1 豚肉は細切りにして、Aを加えて揉み込み10分ほどおく。フライパンにごま油少々（分量外）をひいて中火にかけ、豚肉を加えて火が通るまで炒める。
2 海老は殻ごと、酒と塩各少々（ともに分量外）を加えた湯で火が通るまで茹でる。取り出して殻を剝き、半分の厚さに切る。
3 たれの材料はすべて混ぜ合わせる。
4 サンチュは巻きやすいように中央の太い筋を指で潰す。きゅうりは縦8等分に切る。小ねぎ8本は12cm長さに切り、4本はさっと茹でる。
5 サンチュに青じそ1枚を重ね、きゅうりと切った小ねぎを適量のせる。さらに豚肉適量をのせて海老2枚（1尾分）を横に並べてのせ、具材を押さえながら、サンチュを手前からくるくると巻く。茹でた小ねぎで中央部分を巻いて結び、余分な長さは切り落とす。
6 うつわに盛り、3とライムを添える。

ariko's comment

ベトナム料理の定番である生春巻きをヒントに、ライスペーパーの代わりにサンチュでアレンジ。茹でた小ねぎで結び留めるひと手間で、食べやすくて見た目もよい出来上がりに。

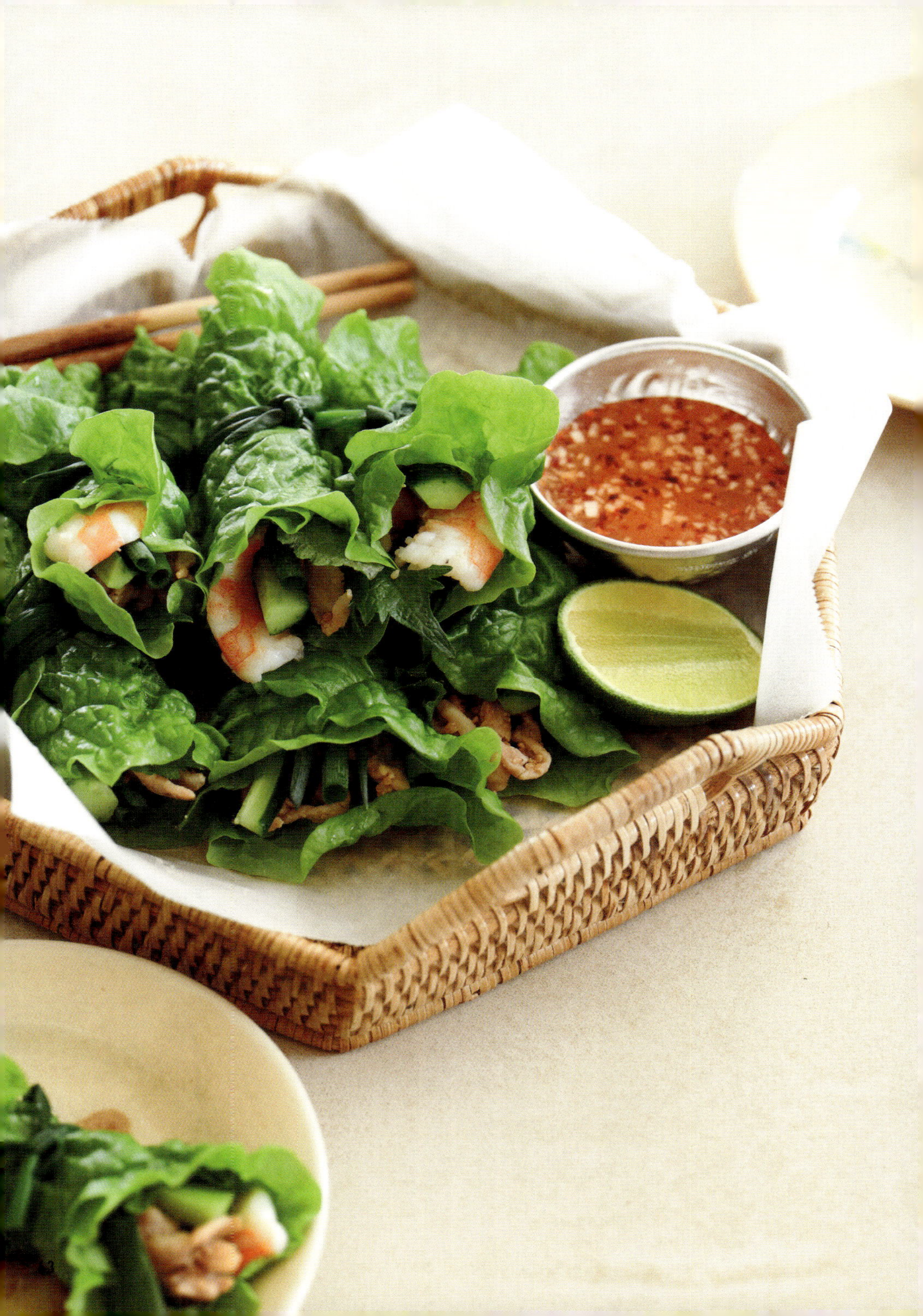

ささみときゅうりのよだれ鶏

**夏バテ気味のときでもあっさり素材に
黒酢のコクとナッツの香ばしさが絡んでおいしい！**

［ 材 料 ］2人分

鶏ささみ … 6本
塩 … 適量
きゅうり … 2本
カシューナッツ（無塩）… 大さじ2
白炒りごま … 小さじ2
パクチー（ざく切り）… 適量
小ねぎ（小口切り）… 適量

［ たれ ］
- 黒酢 … 大さじ2
- 醤油 … 大さじ2
- オリゴ糖シロップ … 大さじ2
- ラー油 … 大さじ1
- 豆板醤 … 小さじ1
- にんにく（すりおろし）…小さじ1
- 生姜（すりおろし）…小さじ1

［ 作り方 ］

1. ささみに塩をすり込み、30分以上おく。鍋に湯を沸かし、中火にしてささみを入れ、15秒したら火を止める。蓋をしてそのまま湯に手が入れられる温度まで冷まし、ささみを取り出してひと口大に割く。
2. きゅうりはピーラーで薄く削り、水にさっとさらして水けを切る。
3. たれの材料はすべて混ぜ合わせる。カシューナッツはローストして粗く刻む。
4. うつわにささみときゅうりを盛り、たれを回しかける。カシューナッツ、白ごま、パクチー、小ねぎを散らす。

ariko's comment

ピーラーでリボン状にしたきゅうりは歯触りよく、ささみやたれとよく馴染みます。カシューナッツは、オーブンかフライパンでカリッと香ばしく乾煎りするのがおすすめ。

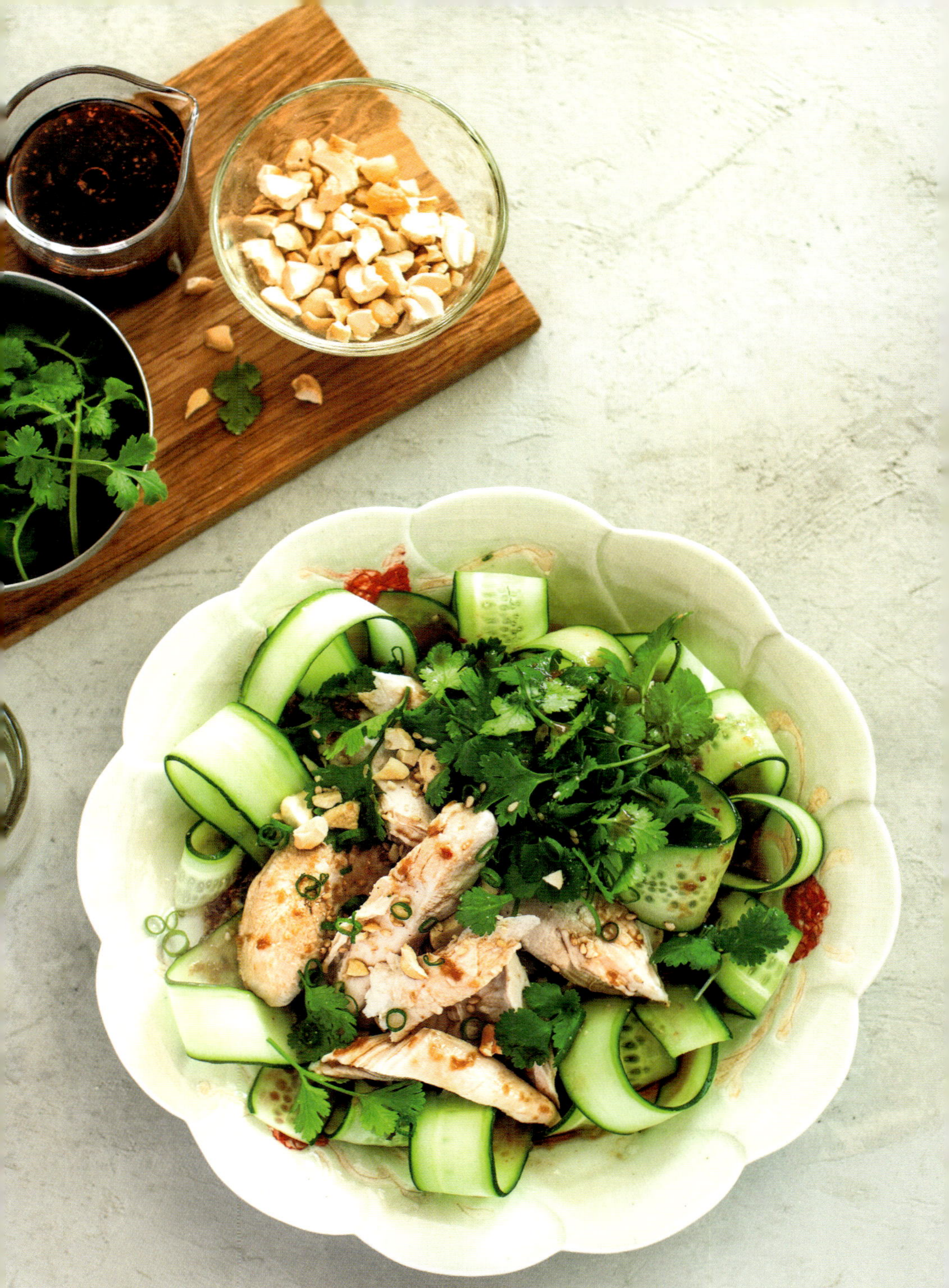

鶏ハムの梅干しと薬味混ぜおろし添え

鶏むね肉のハムは「整うごはん」の代表格。
風味豊かな薬味をたっぷり使って、夏の定番に

[材 料] 2人分

[鶏ハム]
- 鶏むね肉 … 300g
- 塩 … 小さじ1
- オリゴ糖シロップ … 大さじ1

かいわれ菜 … 1/2パック
みょうが … 1個
青じそ … 3枚
小ねぎ … 2本
大根 … 10cm
梅干し … 1個
だし醤油 … 小さじ2

[作り方]

1 鶏ハムを作る。鶏肉は皮面をフォークで数カ所刺す。耐熱のポリ袋に鶏肉、塩、オリゴ糖を入れてよく揉み、空気を抜いて1時間ほどおく。鍋に湯を沸かし、弱火にしてポリ袋のまま鶏肉を入れ、4分ほど茹でたら火を止める。蓋をしてそのまま冷ます。

2 かいわれ菜は根元を切り落とし、1cm幅に切る。みょうがは縦4等分に切って横に薄切りにする。小ねぎは小口切りにする。青じそは縦4等分に切ってから1cm幅に切る。すべてを合わせてさっと水に浸し、水けをしっかりと切る。

3 大根はすりおろして軽く水けを絞る。梅干しは種を取って粗く叩く。

4 2の薬味に3の大根おろしと叩き梅をざっくりと混ぜる。

5 鶏ハムを8mm厚さに切ってうつわに盛り、4を添えてだし醤油を回しかける。

ariko's comment

簡単に作れる鶏ハムは、好きな素材と合わせてさまざまな料理にアレンジしやすいので覚えておいて損はなし! P34のサラダやP64のよだれ鶏に、ささみの代わりに使っても。

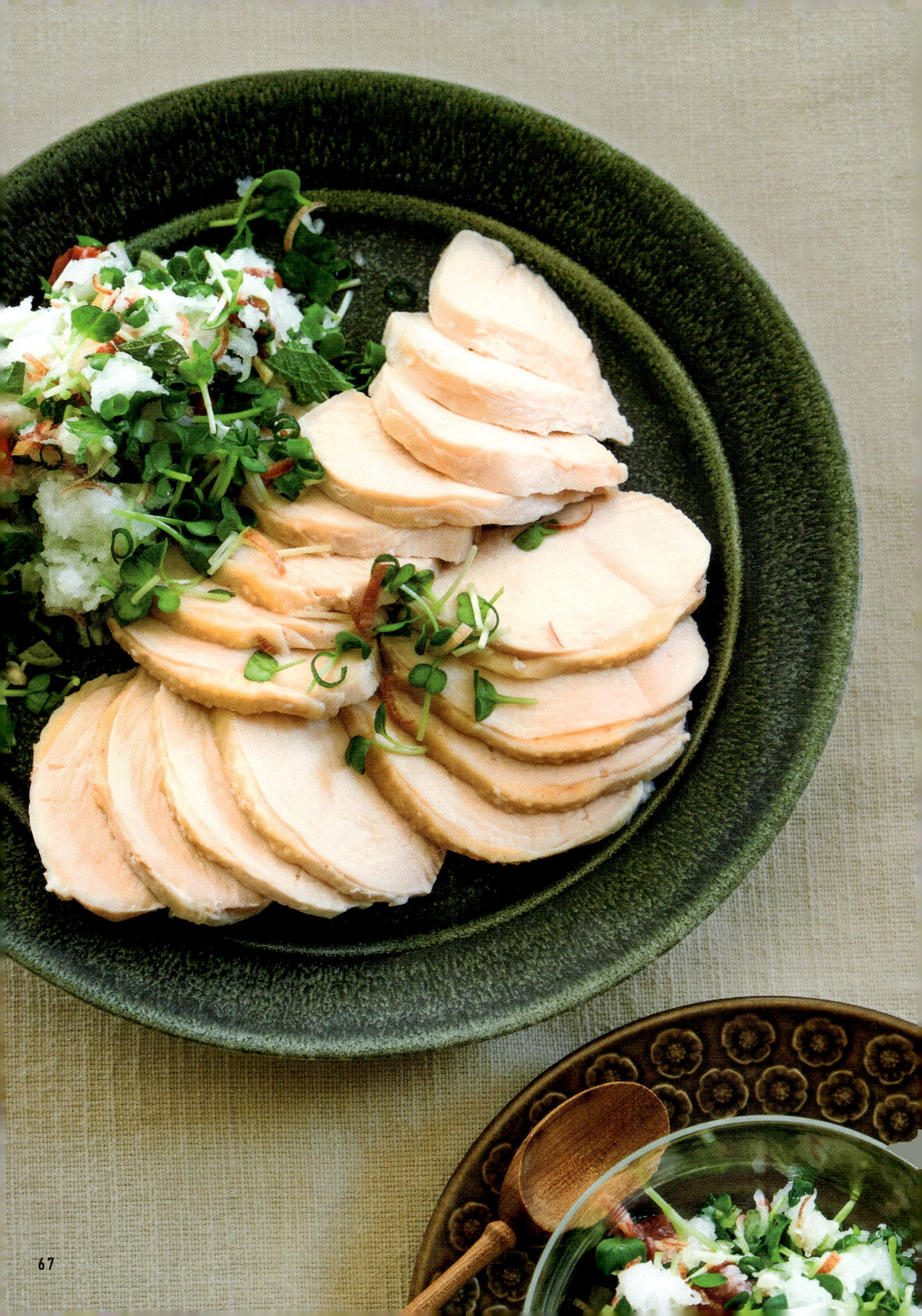

焼きケールのしらすと目玉焼きのせ

クセがなく食べやすいオーブン焼きのケールは
しらすと卵を添えておつまみに

[材 料]2人分

ケール … 2束
オリーブオイル … 大さじ3
塩 … 少々
釜揚げしらす … ひとつかみ
卵 … 2個
ホワイトバルサミコ … 小さじ2
黒胡椒 … 適宜

[作り方]

1 オーブンは200℃に予熱する。
2 ケールは中央の葉脈を取り除き、大きめのひと口大にちぎる。耐熱容器に入れて広げ、オリーブオイル大さじ2を回しかけて全体に絡め、塩をふる。オーブンに入れて15分ほど焼く。
3 フライパンにオリーブオイル少々(分量外)を入れて中火にかけ、卵を割り入れ、黄身の柔らかい目玉焼きを作る。
4 焼き上がったケールに目玉焼きをのせてしらすを散らす。残りのオリーブオイル大さじ1とバルサミコを回しかけ、好みで黒胡椒を挽きかける。

ariko's comment

栄養価の高いスーパーフードとして取り入れたいケールですが、特有の苦みと食感が苦手な方もいますよね? 瑞々しさを残したオーブン焼きなら、温サラダ風で食べやすい!

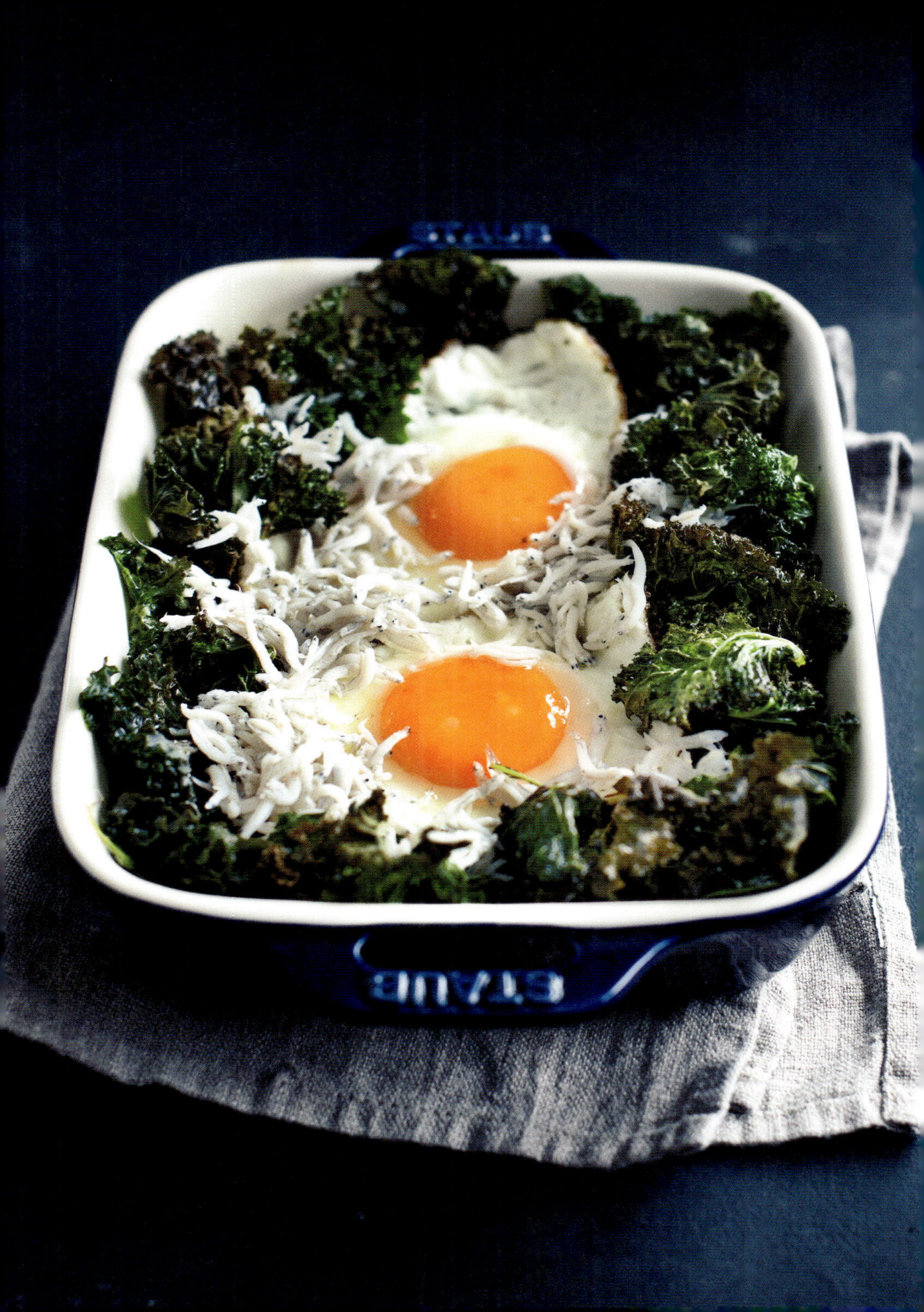
STAUB
STAUB

ココナッツカレースープ

夏バテ気味でパンチが欲しいときに
爽やかな辛さのグリーンカレーを

[材 料]2人分

グリーンカレーペースト…1袋
にんにく（みじん切り）…1かけ分
鶏ささみ…4本
海老…4尾
なす…2個
しめじ…小1パック
アボカド…1個
ココナッツミルク…1缶（400ml）
水…300ml
スイートバジル…適量
ナンプラー…大さじ1
オリゴ糖シロップ…大さじ1〜2

[作り方]

1 ささみは削ぎ切りにする。海老は尾をひと節残して殻を取り除き、背部分に切り込みを入れて背ワタを取る。なすは皮を剝いてひと口大に切り、水にさっとさらす。しめじは石づきを切り落とし、小房に分ける。アボカドは皮と種を取り除き、ひと口大に切る。
2 鍋にグリーンカレーペーストとにんにくを入れて弱火にかけ、香りが出るまで炒める。ささみを加え、全体を絡めるように炒める。
3 ささみの色が変わったら、ココナッツミルクの半量、水、なす、しめじを加えて、弱めの中火で8〜10分煮る。残りのココナッツミルクを加え、沸騰したら海老とアボカドを入れて、海老に火が通ったらナンプラーとオリゴ糖で味を調える。
4 うつわに盛り、バジルを添える。

ariko's comment

手軽なグリーンカレーペーストを使い、オイルを加えずに作るレシピです。お好みでパプリカやたけのこ水煮などを加えたり、カリフラワーライスを添えるのもおすすめ。

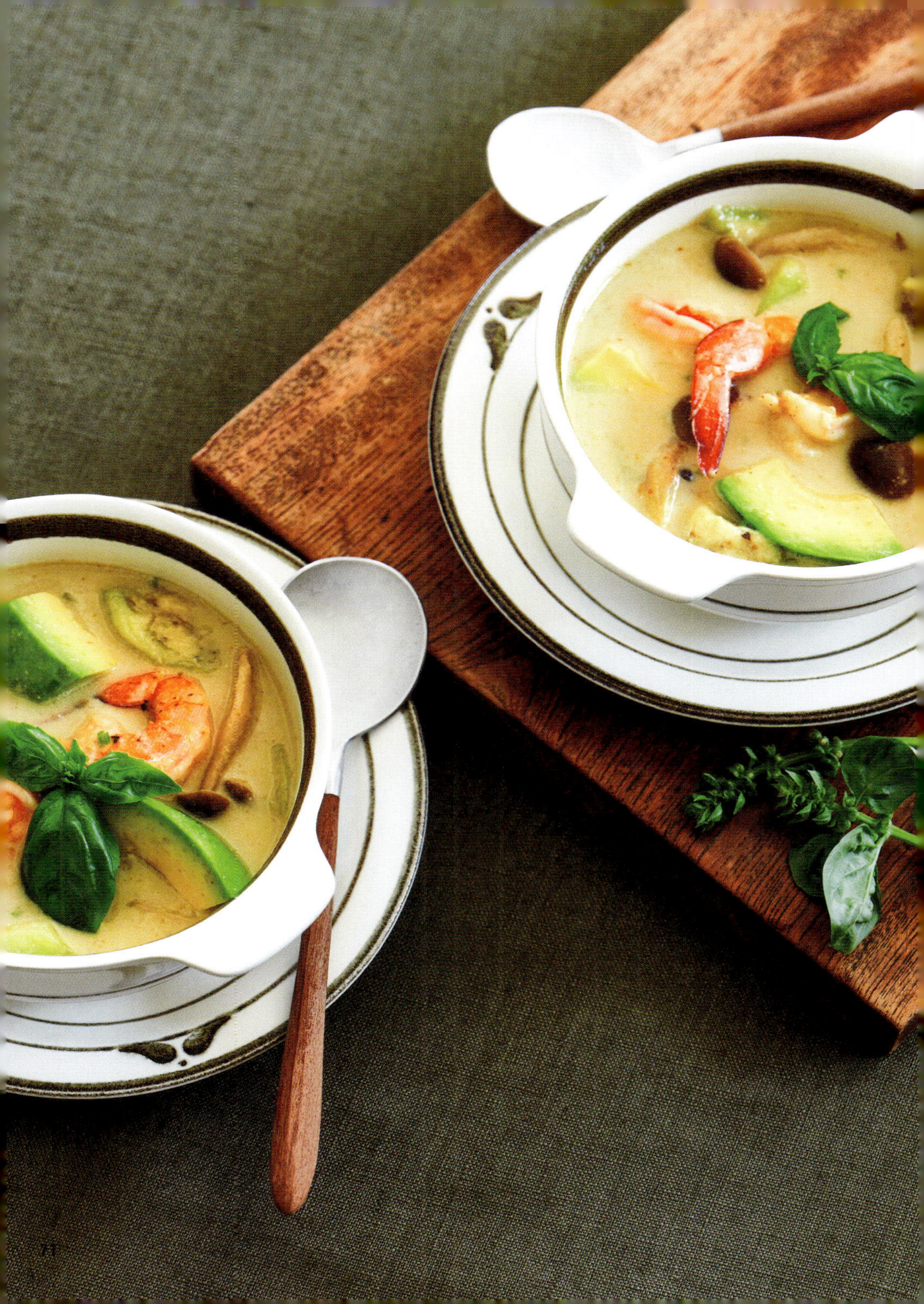

豆腐干絲《カンスー》入り酸辣湯《サンラータン》

**とろみのある熱々スープで芯から温まる！
麺感覚の豆腐干絲がお腹も満たします**

［ 材 料 ］2人分

豆腐干絲（千切り）… 150g
豚もも薄切り肉 … 50g
生しいたけ … 2～3個
えのきだけ … 1パック
たけのこ（水煮）… 30g

A
- 顆粒鶏ガラスープの素 … 大さじ1
- 醤油 … 大さじ1
- 酒 … 大さじ1
- 塩 … 小さじ1/2
- 水 … 600ml

片栗粉 … 大さじ1
水 … 大さじ2
卵 … 1個

B
- 酢 … 大さじ2
- ごま油 … 小さじ1
- 胡椒 … 小さじ1/2

小ねぎ … 適量
ラー油 … 適宜

［ 作り方 ］

1 豆腐干絲はさっと茹でてざるに上げる。豚肉は細切りにする。しいたけは石づきを切り落とし、薄切りにする。えのきだけは石づきを切り落とし、ほぐす。たけのこは細切りにする。卵は割りほぐす。小ねぎは3cm長さの斜め切りにする。

2 鍋にAをすべて入れて沸かし、豚肉、しいたけ、えのきだけ、たけのこを加えて弱火で茹でる。きのこ類がしんなりしたら、出たアクを取り除き、豆腐干絲を加える。

3 再び沸騰したら水溶き片栗粉を加え、かき混ぜながら溶き卵を細くたらし入れる。卵がふんわりとしてとろみがついたら、Bを加えてひと混ぜする。

4 うつわに盛り、好みでラー油をたらして小ねぎを添える。

ariko's comment

“豆腐干絲”は、中国食材店などで手に入る干し豆腐。高たんぱくで低カロリー、低糖質生活にぴったりな食材です。冷凍や乾燥タイプなどもあるので、袋の表示通りに下ごしらえを。

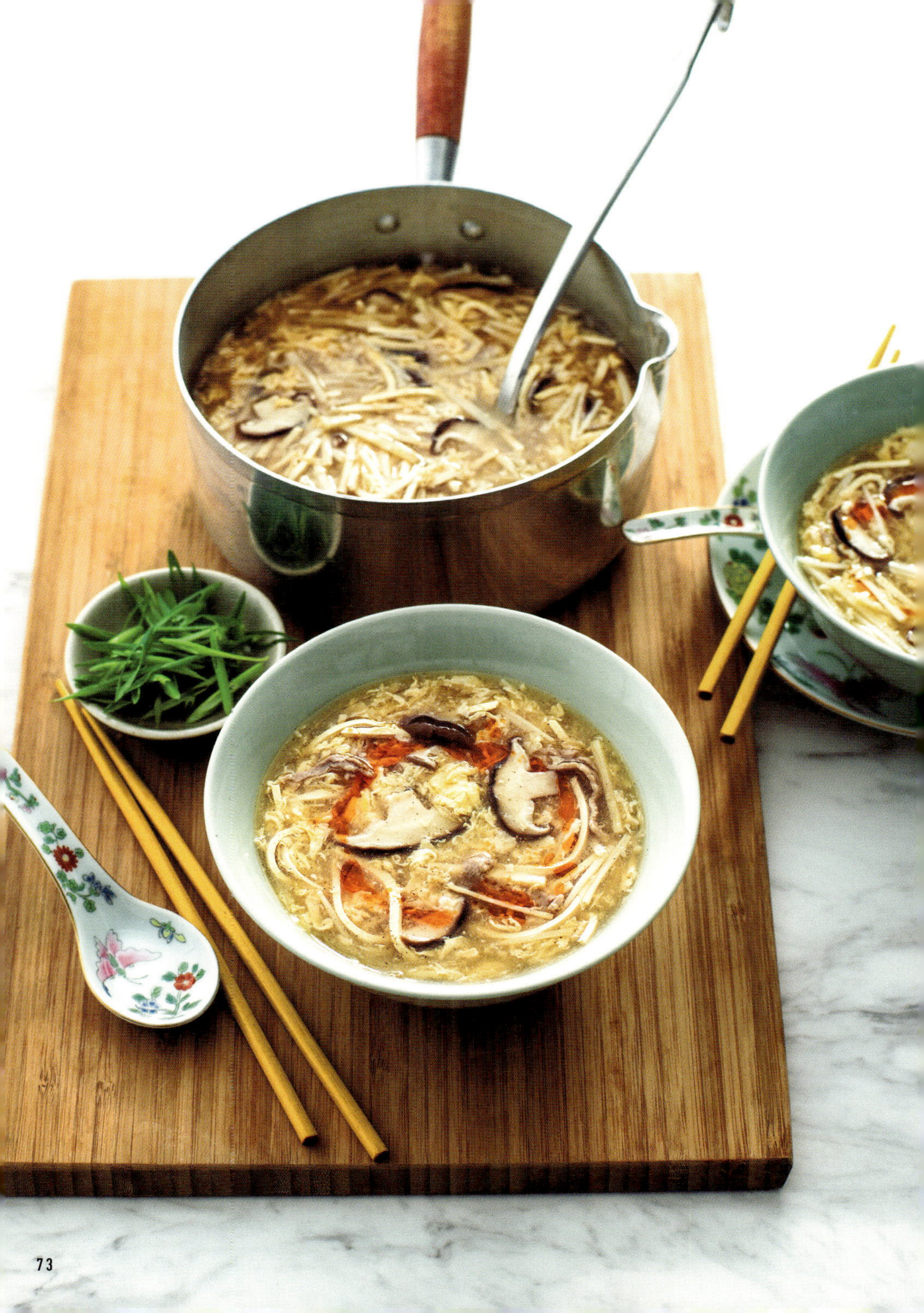

ささみのロールキャベツトマトスープ煮

体が重く感じたら、ささみのロールキャベツを。
トマトジュースで染み染みに

[材 料] 2人分

鶏ささみ … 4本
キャベツ … 4枚
にんじん … 小1本
玉ねぎ … 1/2個
セロリ … 1/2本
ズッキーニ … 1/2本
にんにく（みじん切り）… 小さじ2
塩 … 小さじ1/2
トマトジュース（無塩）… 400ml
麺つゆ（3倍濃縮タイプ）… 大さじ3
水 … 100ml
オリーブオイル … 大さじ1
パセリ（みじん切り）… 適量

[作り方]

1 ささみは縦半分に切ってから、長さを半分に切る。にんじん、玉ねぎ、セロリ、ズッキーニは1cm角に切る。
2 キャベツは硬い芯を取り除き、柔らかくなるまで10～12分茹で、冷水に取ってざるに上げる。
3 キャベツは芯部分を手前にまな板に広げ、中央にささみ1本分をのせて塩をふる。葉の左右を内側に折り込み、手前からきっちりと巻いて包む。
4 鍋ににんにくとオリーブオイルを入れて中火にかけ、にんじん、玉ねぎ、セロリ、ズッキーニを加え、しんなりするまで炒める。
5 3のロールキャベツを並べ入れ、トマトジュース、麺つゆ、水を加える。ひと煮立ちしたら、弱火にして15～20分煮込み、塩と胡椒各少々（ともに分量外）で味を調える。
6 うつわに盛り、パセリをふる。

ariko's comment

肉だねから作るより、簡単&ヘルシーなささみのロールキャベツは、ミネストローネ風スープで煮込んで食べ応えアップ。仕上げにパルミジャーノ・レッジャーノをすりおろしても◎。

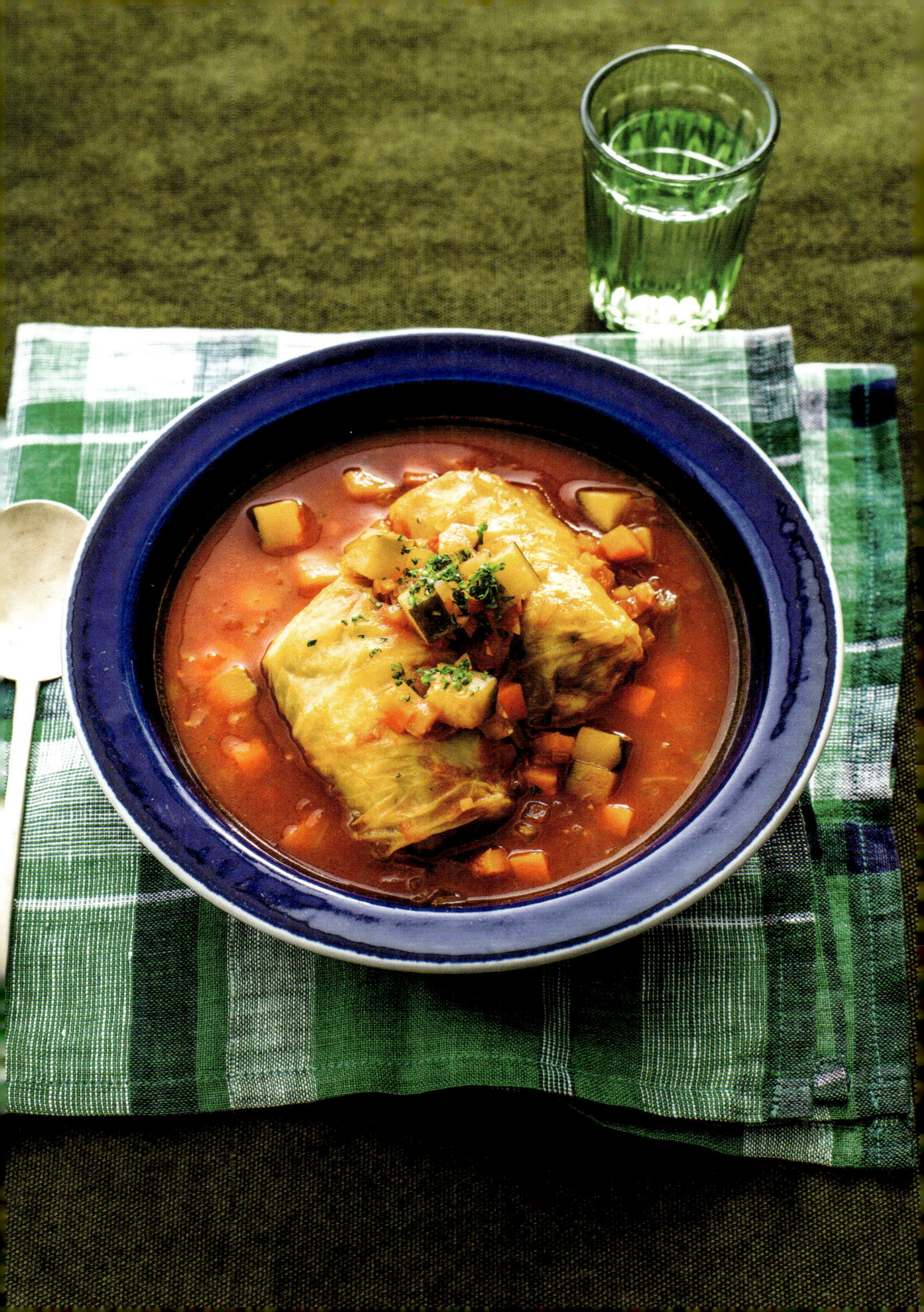

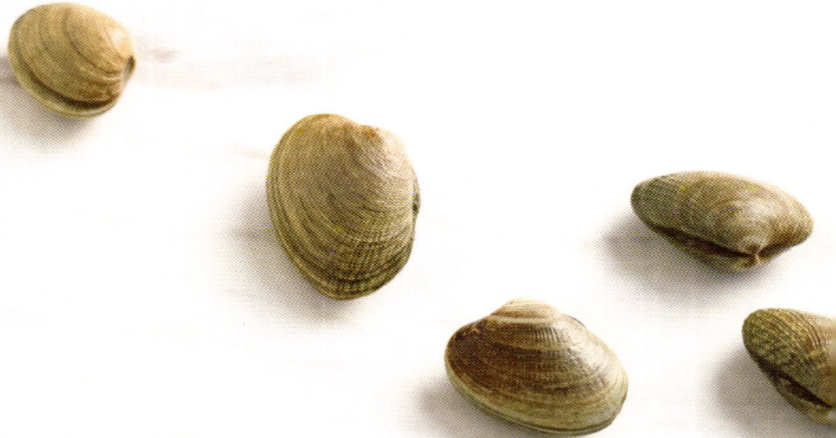

5

Fish

魚のおかず

魚だからあっさり……というわけではなく、肉料理と同様に、しっかり満足感が出るように仕上げています。とは言え、ハーブやスパイスでパンチを効かせたり、豆乳でコクをプラスしたりと、味わいにメリハリをつけつつ糖質・脂質は控えめに。切り身を買ってくればさっと手軽に作れるのも、魚料理のいいところですよね。

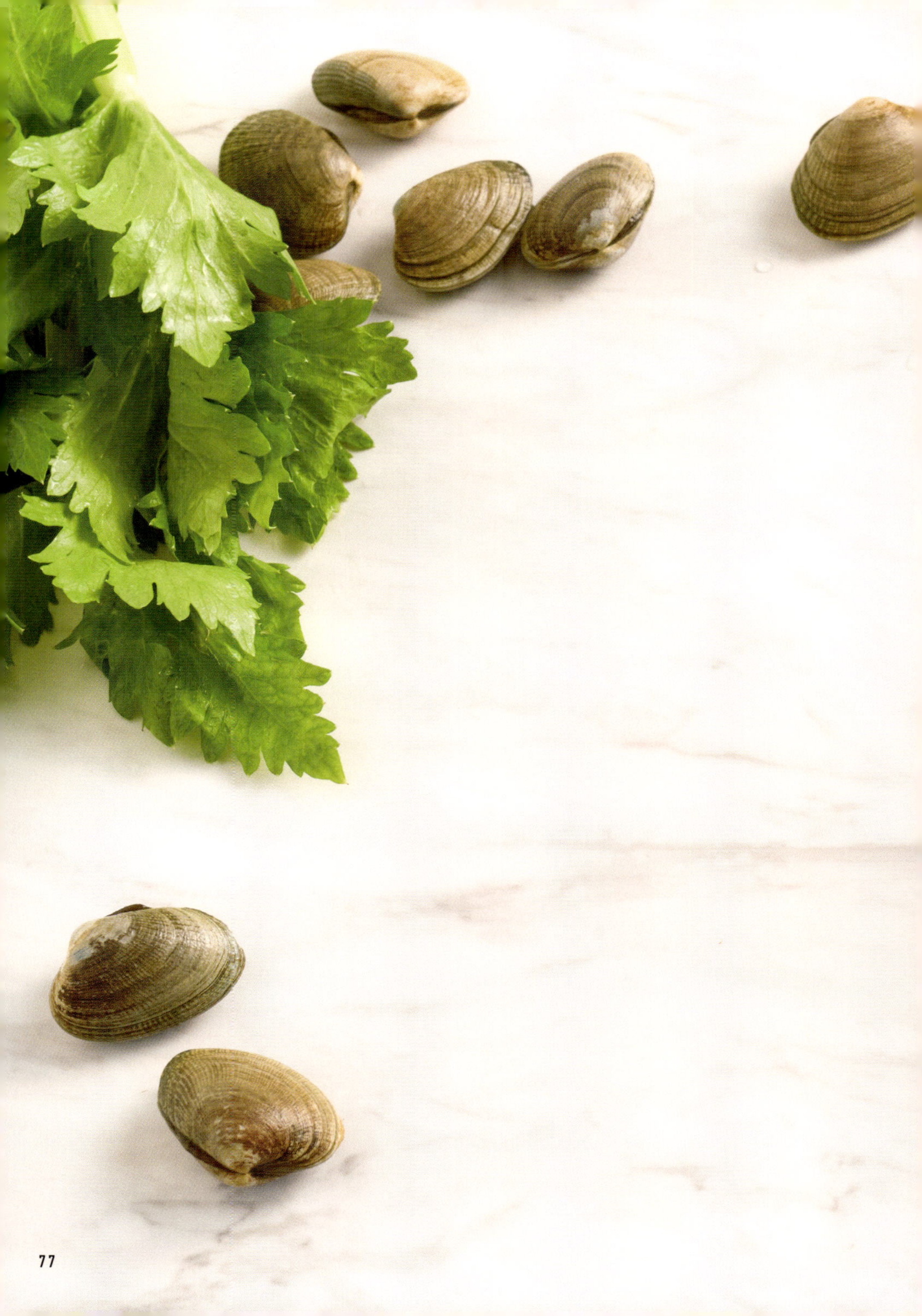

セロリ入りアクアパッツア

魚介の旨みをぎゅっと引き出した一皿は
セロリの風味プラスで爽やかに味わえます

[材 料] 2人分

鯛(切り身)… 2切れ
あさり … 200g
セロリ … 1本
玉ねぎ … 1/2個
ミニトマト … 10個
グリーンオリーブ … 8個
にんにく … 1かけ
オリーブオイル … 小さじ2
白ワイン … 100ml
水 … 200ml
レモン汁 … 大さじ2
塩 … 適量
胡椒 … 適量
イタリアンパセリ
（粗みじん切り）… 適量

ariko's comment

魚介は、他の白身魚やはまぐりを使ってももちろんOK。素材勝負のシンプルな調理だから、オリーブオイルはできるだけ上質なものを使うのがおいしさのポイントです。

[作り方]

1 鯛は塩と胡椒各少々（ともに分量外）をふって10分ほどおき、出た水けをキッチンペーパーで拭き取る。あさりは砂抜きをして、殻をこすり合わせて洗い、水けを切る。セロリは1cm幅の小口切りにする。玉ねぎは粗みじん切りにする。にんにくは潰す。

2 フライパンににんにくとオリーブオイルを入れて中火にかけ、鯛の皮目を下にして並べ入れて1分ほど焼く。皮に焼き色がついたら裏返し、弱めの中火にする。

3 フライパンの空いたスペースにセロリと玉ねぎを入れて炒め、香りが出たら白ワインと水を加える。煮立ったら蓋をして、3分ほど蒸し煮にする。

4 あさり、ミニトマト、オリーブを加えて再び蓋をして、1～2分蒸し煮にする。あさりの口が開いたらレモン汁を加え、塩と胡椒で味を調える。

5 うつわに盛り、イタリアンパセリを散らしてオリーブオイル適量（分量外）を回しかける。

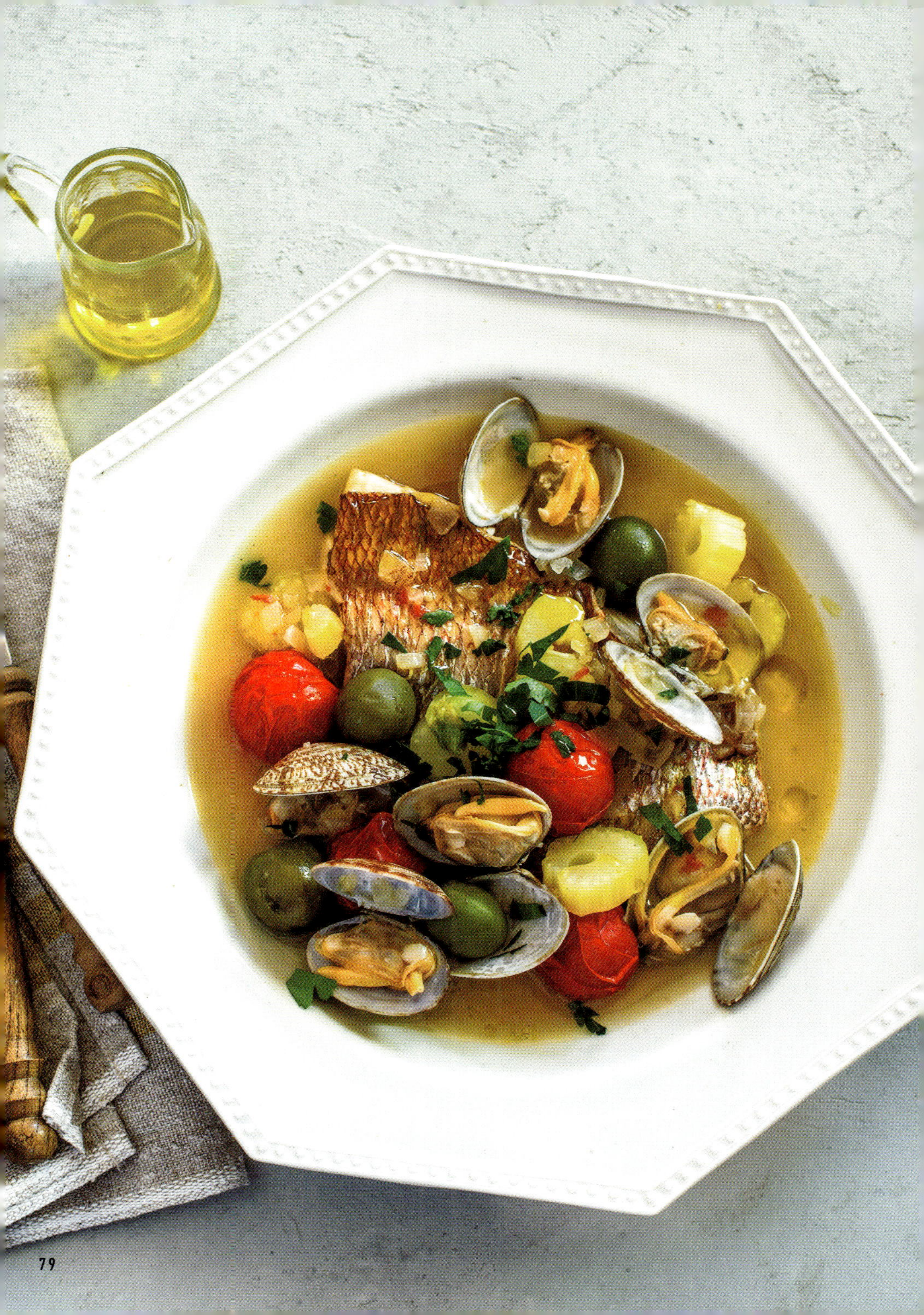

塩サバのサルサ添え

ノンオイルで焼いた塩サバを酸っぱ辛いサルサで。
ヘルシーに食べたい軽めの晩ごはんに

[材 料] 2人分

塩サバ(半身) … 2切れ

[サルサ]

- トマト … 大1個
- ピーマン … 1個
- 赤パプリカ … 1/2個
- 紫玉ねぎ … 1/4個
- 青唐辛子 … 1/2本
- パクチー … 3本
- にんにく(みじん切り) … 小さじ1
- ライム(またはレモン)汁 … 大さじ2
- ハラペーニョソース … 小さじ1～2
- 塩 … 小さじ1/2
- 胡椒 … 少々

[作り方]

1 サルサを作る。トマトは1cm角に切る。ピーマン、パプリカ、紫玉ねぎはみじん切りにする。青唐辛子は種を取り除いてみじん切りにする。パクチーは葉を摘んでトッピング用に取り置き、茎はみじん切りにする。

2 ボウルに1とサルサの残りの材料を入れて混ぜ合わせ、冷蔵室で冷やしておく。

3 ノンオイルでフライパンに皮目を上にしてサバを並べ入れ、中火にかける。身がこんがり焼けたら裏返し、皮に焼き色がつくまで焼く。

4 うつわにサバを盛り、サルサをかけてパクチーの葉をのせる。好みで横半分に切ったライム（分量外）を添える。

ariko's comment

栄養が豊富で手軽に食べられる、下ごしらえ不要な塩サバは、冷蔵庫にストックしておくと便利です。野菜が摂れるさっぱりサルサをいっぱいかければ暑い夏にも嬉しい一皿に。

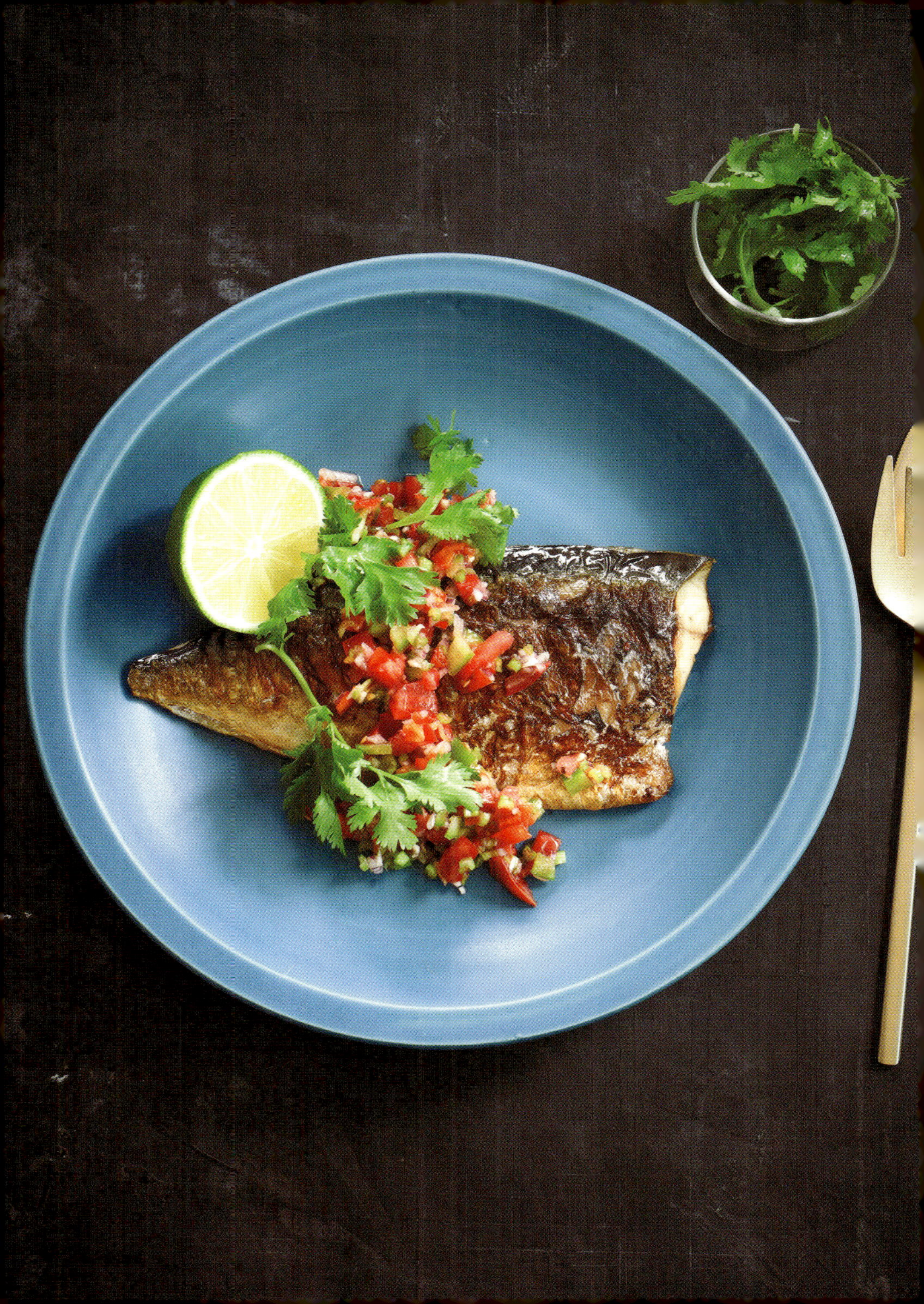

鮭のエスカベーシュ

まろやかな甘酢がじゅわっと染みた鮭と
彩り野菜の歯触りで食欲セーブ中でも楽しい食事に

［ 材 料 ］2人分

生鮭（切り身）… 2切れ
玉ねぎ … 1/4個
セロリ … 1/2本
にんじん … 10cm
オレンジパプリカ … 1/4個
レモン（輪切り）… 4枚
塩 … 少々
胡椒 … 少々
サラダ油 … 小さじ2
［漬け汁］
だし汁 … 100ml
酢 … 80ml
オリゴ糖シロップ … 大さじ2
レモン汁 … 大さじ1
塩 … 小さじ1/2

［ 作り方 ］

1 玉ねぎは薄切りにする。セロリとにんじんは5cm長さの細切りにする。パプリカは薄切りにする。バットに漬け汁の材料をすべて入れて混ぜ合わせ、野菜類を加えてさっと和える。
2 鮭は皮と骨を取り除き、2～3等分に切る。塩と胡椒をふり、薄力粉適量（分量外）を全体にまぶす。
3 フライパンにサラダ油を入れて中火にかけ、鮭を並べ入れる。両面を香ばしく焼き、熱いうちに1の漬け汁に漬ける。
4 レモンをのせ、表面にラップをぴっちりと張り、冷蔵室に入れて2～3時間馴染ませる。

ariko's comment

漬け汁はだし汁をベースにしているので、酸味がつんと際立ちすぎず、誰でもおいしく食べられるおかずに。冷蔵室で4～5日は保存できるので、たっぷり作っておくと重宝します。

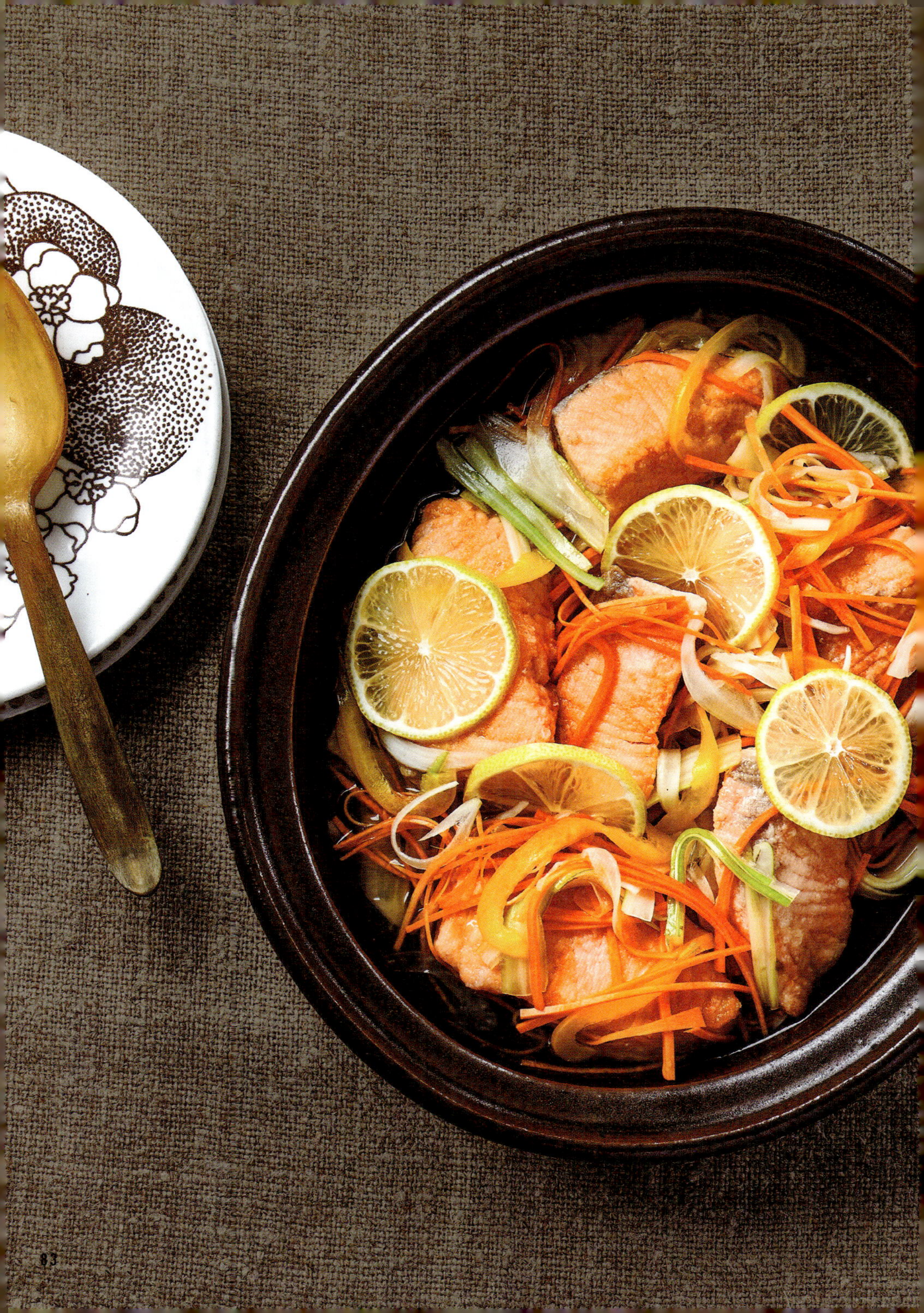

牡蠣と芹のホイル蒸し

**ホイルを開けると芹の香りがふわっ！
ふっくら牡蠣×キムチで旨みの相乗効果**

［材料］2人分

牡蠣…240g(8〜10粒)
芹 … 1/2束
白菜キムチ…80g
長ねぎ…20cm
ごま油…小さじ2
醤油…小さじ1

［作り方］

1 牡蠣は薄い塩水で振り洗いして、キッチンペーパーで水けを拭き取る。芹とキムチはざく切りにする。長ねぎは斜め薄切りにする。

2 ボウルにキムチを入れ、ごま油と醤油を加えて和える。

3 アルミホイルは30cm長さに2枚を切り取って重ねる。中央に長ねぎとキムチを敷き、牡蠣を並べ入れて芹をのせる(すべて半量)。ごま油少々（分量外）を回しかける。アルミホイルの手前と向こう側を合わせて折り込み、両端も折り曲げて閉じる。同様にあと1包つくる。

4 180℃に予熱したオーブントースターに入れて15分ほど焼き、うつわに盛る。

ariko's comment

手軽なホイル蒸しは、食卓にどんどん登場させたい家庭料理。牡蠣の栄養を逃すことなく、敷いたキムチと長ねぎにも旨みをまとわせて。主菜と副菜を兼ねた満足感があります。

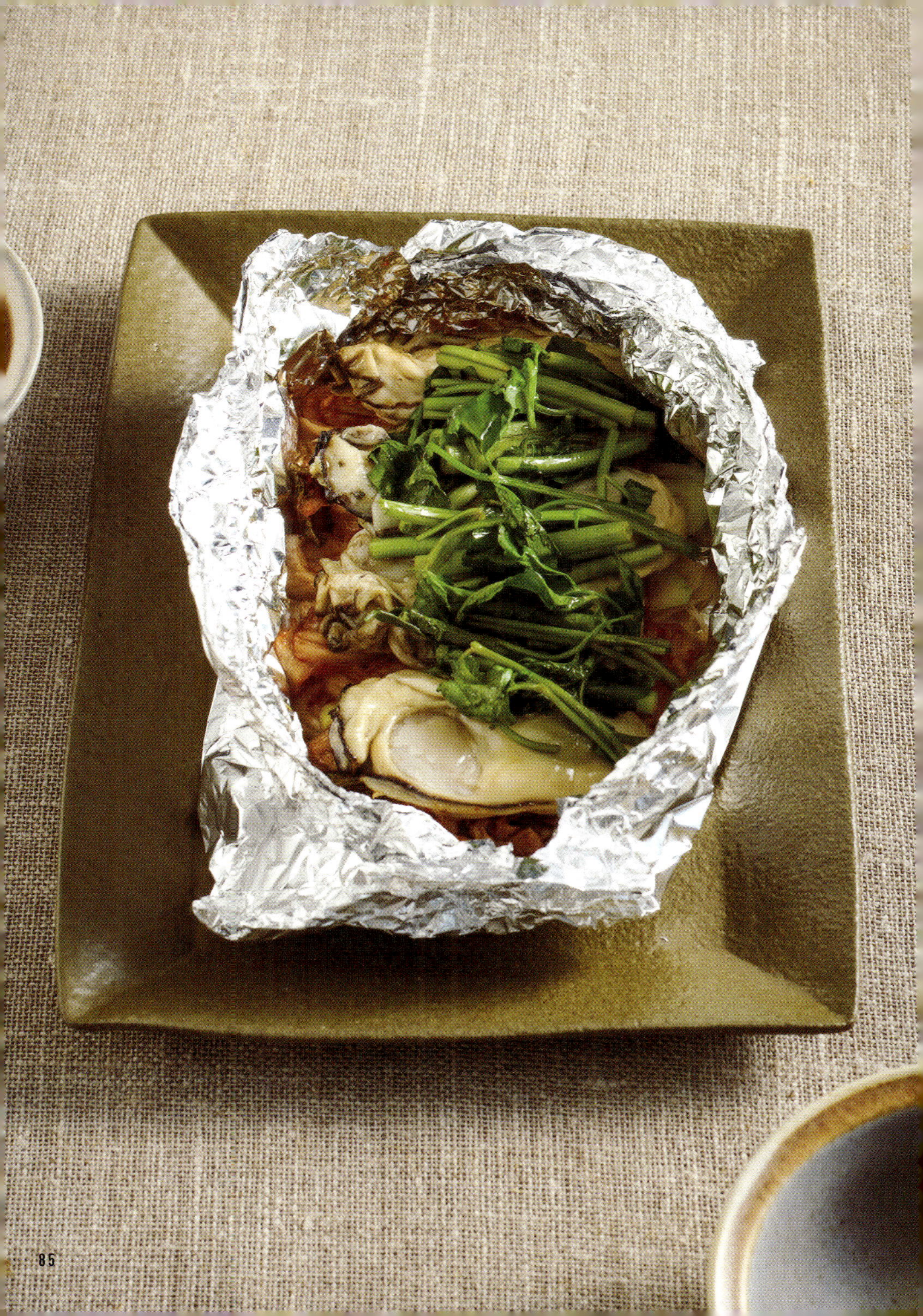

あさりだしの湯豆腐

淡白な味わいの豆腐や大根が、あさりだしと
特製だれのおかげで最後まで食べ飽きない

[材 料] 2人分

あさり … 500g
大根 … 20cm
木綿豆腐 … 1丁
油揚げ … 1枚
だし汁 … 700ml
酒 … 100ml
塩 … 少々

[たれ]

長ねぎ(みじん切り) … 20cm分
青のり … 大さじ2
かつお節 … 1パック
卵黄 … 2個分
醤油 … 大さじ2
一味唐辛子 … 適宜

[作り方]

1 あさりは砂抜きをして、殻をこすり合わせて洗い、水けを切る。大根は皮を剥き、ピーラーで薄く削る。豆腐は食べやすい大きさに切る。油揚げは熱湯をかけて油抜きし、食べやすい大きさに切る。
2 たれを作る。器に長ねぎ、青のり、かつお節を入れて卵黄をのせ、醤油をかけて、好みで一味唐辛子をふる。
3 鍋にだし汁と酒を入れて沸かし、あさりを加える。あさりの口が開いたら塩で味を調える。大根と油揚げを入れて再び沸騰させ、豆腐を加えて温める。
4 鍋ごと食卓に出し、たれを添える。

ariko's comment

あさり、だし汁、酒でコクと旨みをぐっと出した湯豆腐。ピーラーで削った大根は食べ応えがあるので、〆の麺やご飯いらず。具材にきのこ類を加えても◎です。

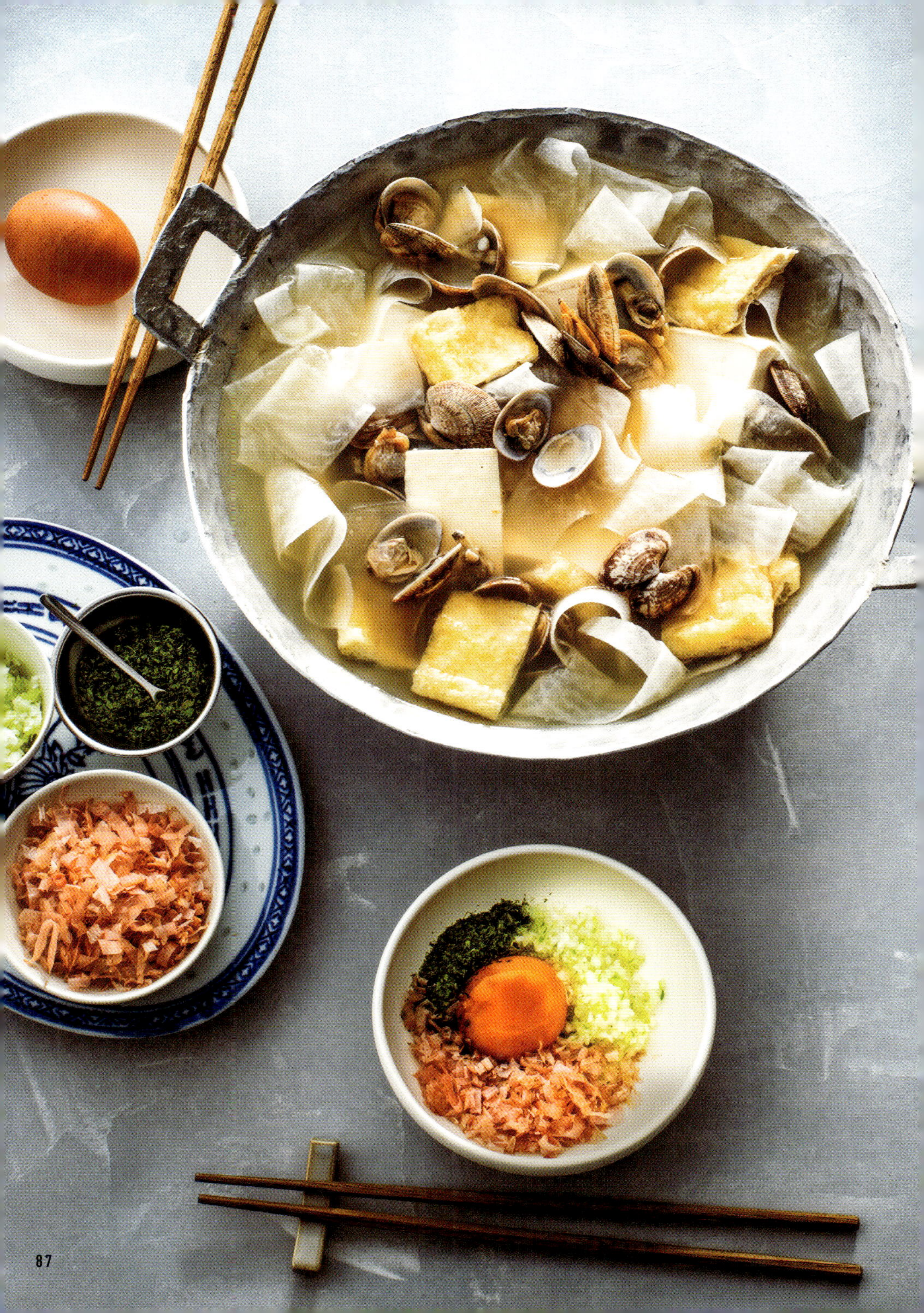

鮭とほうれん草の豆乳シチュー

豆乳で仕上げた胃に優しいクリームシチュー。
しっかり満たされたいときに

[材 料] 2人分

生鮭（切り身）… 2切れ
ほうれん草 … 1/2束
玉ねぎ … 1/2個
マッシュルーム … 6個
オリーブオイル … 小さじ1/2
バター … 10g
薄力粉 … 大さじ1と1/2（20g）
顆粒コンソメスープの素 … 小さじ2
水 … 300ml
豆乳（無調整）… 300ml
塩 … 小さじ1/2
胡椒 … 少々
パルメザンチーズ … 適量

[作り方]

1 鮭は皮と骨を取り除き、ひと口大に切って、全体に塩と胡椒各少々（ともに分量外）をふる。ほうれん草はさっと茹でて冷水に取り、水けを絞って4cm長さに切る。玉ねぎとマッシュルームは薄切りにする。
2 鍋にオリーブオイルを入れて中火にかけ、鮭を並べ入れる。両面を香ばしく焼いて取り出す。
3 2の鍋の油をキッチンペーパーで拭き取り、バターを加える。バターが溶けたら、玉ねぎ、マッシュルームの順に加えてしんなりするまで炒める。
4 薄力粉を加えて粉っぽさがなくなるまで炒めたら、水とコンソメを加えて煮立たせる。とろみがついたら2の鮭を戻し入れ、弱めの中火で7〜8分煮る。豆乳を加えてひと煮立ちしたら、ほうれん草を加えて温め、塩と胡椒で味を調える。
5 うつわに盛り、パルメザンチーズを添える。

ariko's comment

鮭は焼いてから煮ることで身が崩れず、香ばしい風味が加わります。少量のバターで風味もアップ。とろんと口当たりよいシチューは体が温まり、パンやご飯なしでも満たされます。

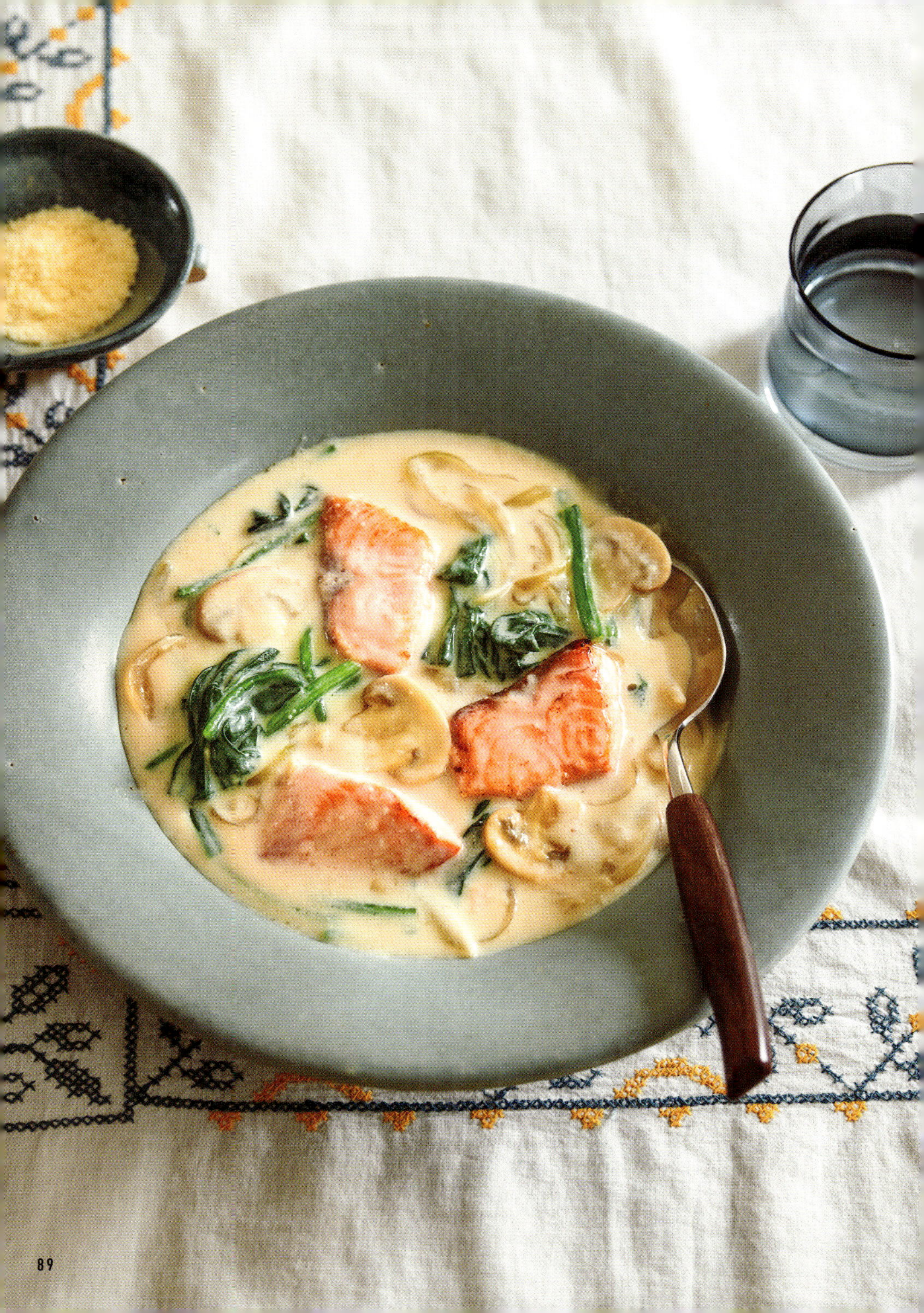

カジキのグリル
ミニトマトソース添え

サラダ感覚で楽しめるシンプルなグリル料理は
家族みんなの大好物

[材 料] 2人分

カジキ（切り身）… 2切れ
塩 … 適量
胡椒 … 適量
イタリアンハーブミックス … 適量
[ミニトマトソース]
ミニトマト … 2パック
にんにく（みじん切り）… 小さじ 1/2
ホワイトバルサミコ … 大さじ 1
オリーブオイル … 大さじ 1 〜 2
塩 … 小さじ 1/2
黒胡椒 … 少々
バジルの葉 … 適量

[作り方]

1 ミニトマトソースを作る。ミニトマトは半分に切る。ボウルに材料をすべて入れて和え、冷蔵室に入れて冷やす。
2 カジキは塩をふって5分ほどおき、出た水けをキッチンペーパーで拭き取り、全体に胡椒とイタリアンハーブミックスをふる。
3 フライパンまたはグリルパンにオリーブオイル少々（分量外）をひき、カジキを並べ入れて両面を香ばしく焼く。
4 うつわに盛り、1のソースをかけてバジルの葉を散らす。

ariko's comment

高たんぱく低脂質なうえ、ビタミンやミネラルも含むカジキはダイエットメニューにぴったり。シンプルに焼くだけでもおいしいけれど、たっぷりミニトマトでお腹も満足！

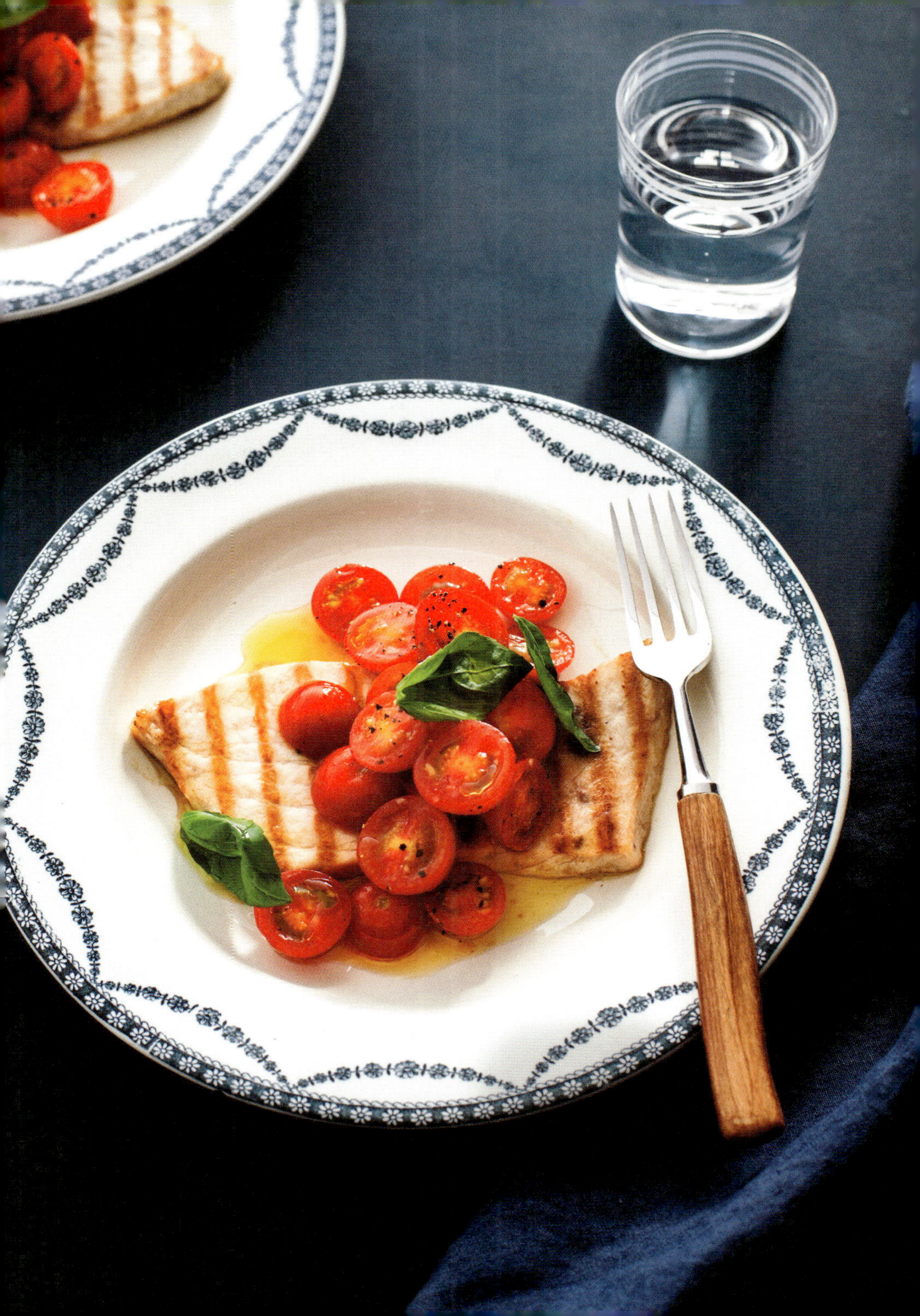

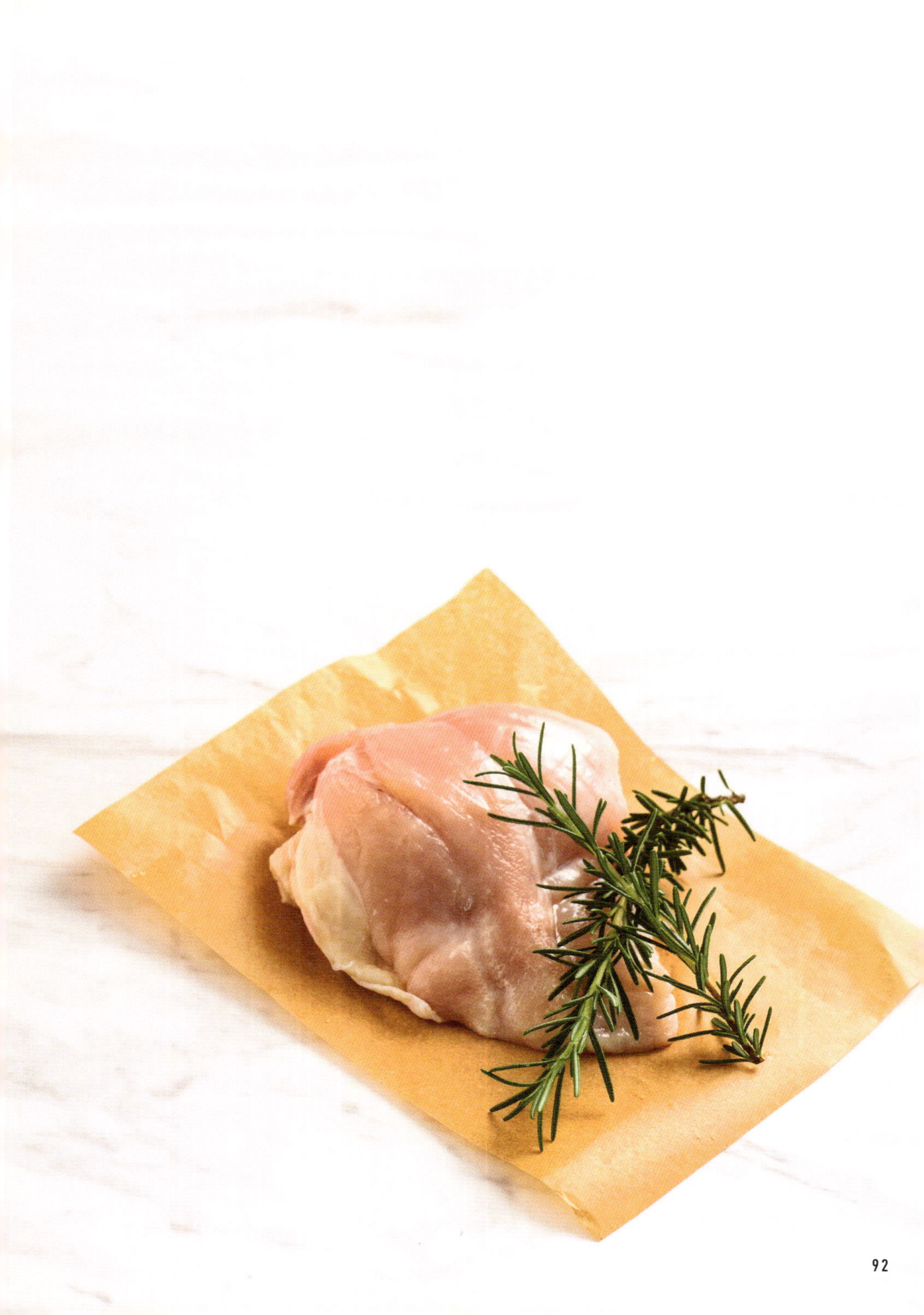

6

Meat

肉のおかず

お肉を食べたいけれど、ちょっと軽くしたいなという日は普段豚バラを使うものをひれ肉に、鶏ももをむね肉にと材料を替えて作ります。脂質が少ない分パサつきがちなので叩いたりマリネしたり、おいしく食べるためのひと工夫を。主菜といえども、お肉だけだと野菜料理も必要になるので、野菜やきのこも一緒に盛り込んだメニューにしています。

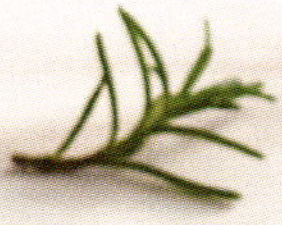

鶏むね肉のディアボラステーキ

にんにくやアンチョビ、きのこ類のコクと
バターが香るソースで、鶏むね肉にパンチを

[材 料]2人分

鶏むね肉 … 2枚
塩 … 小さじ1/2
胡椒 … 少々
マッシュルーム … 6個
舞茸 … 1パック
にんにく … 4かけ
ローズマリー … 2枝
オリーブオイル … 大さじ2
アンチョビフィレ … 2枚
赤ワインビネガー … 大さじ2
バター … 10g
水 … 100ml
イタリアンパセリ
（粗みじん切り）… 2枝分

[作り方]

1 鶏肉は筋を取り、ラップをかけて麺棒などで叩き、全体に塩と胡椒をふる。マッシュルームは4等分に切る。舞茸は石づきを切り落とし、小房に分ける。にんにくは潰す。

2 フライパンににんにく、ローズマリー、オリーブオイルを入れて中火にかける。オイルがふつふつと沸いてきたら火を止め、ローズマリーがカリッとしたらにんにくとローズマリーを取り出す。

3 フライパンに鶏肉を皮目を下にして入れて弱火にかけ、底面が平らな鍋などで重しをして15分ほど焼く。皮がパリッとしたら取り出し、余分な油をキッチンペーパーで拭き取る。

4 フライパンにオリーブオイル大さじ1（分量外）を入れ、マッシュルームと舞茸を加えて強火で炒める。全体に油が回ったら火を止め、アンチョビと赤ワインビネガーを加えてアンチョビがほぐれるまで炒め合わせる。

5 水を加えて沸かし、バターを加えて溶かす。2のにんにくを戻し入れ、鶏肉も皮目を上にして加え入れ、ソースを馴染ませる。

6 うつわにきのこ類を盛り、鶏肉をのせる。イタリアンパセリを散らし、2のローズマリーを飾る。

ariko's comment

鶏むね肉は筋を取るまたは切ることで、焼き縮みを防ぎます。たっぷり食べても低カロリーなきのこは、にんにく風味の油で炒めてから、アンチョビを効かせておいしいソースに。

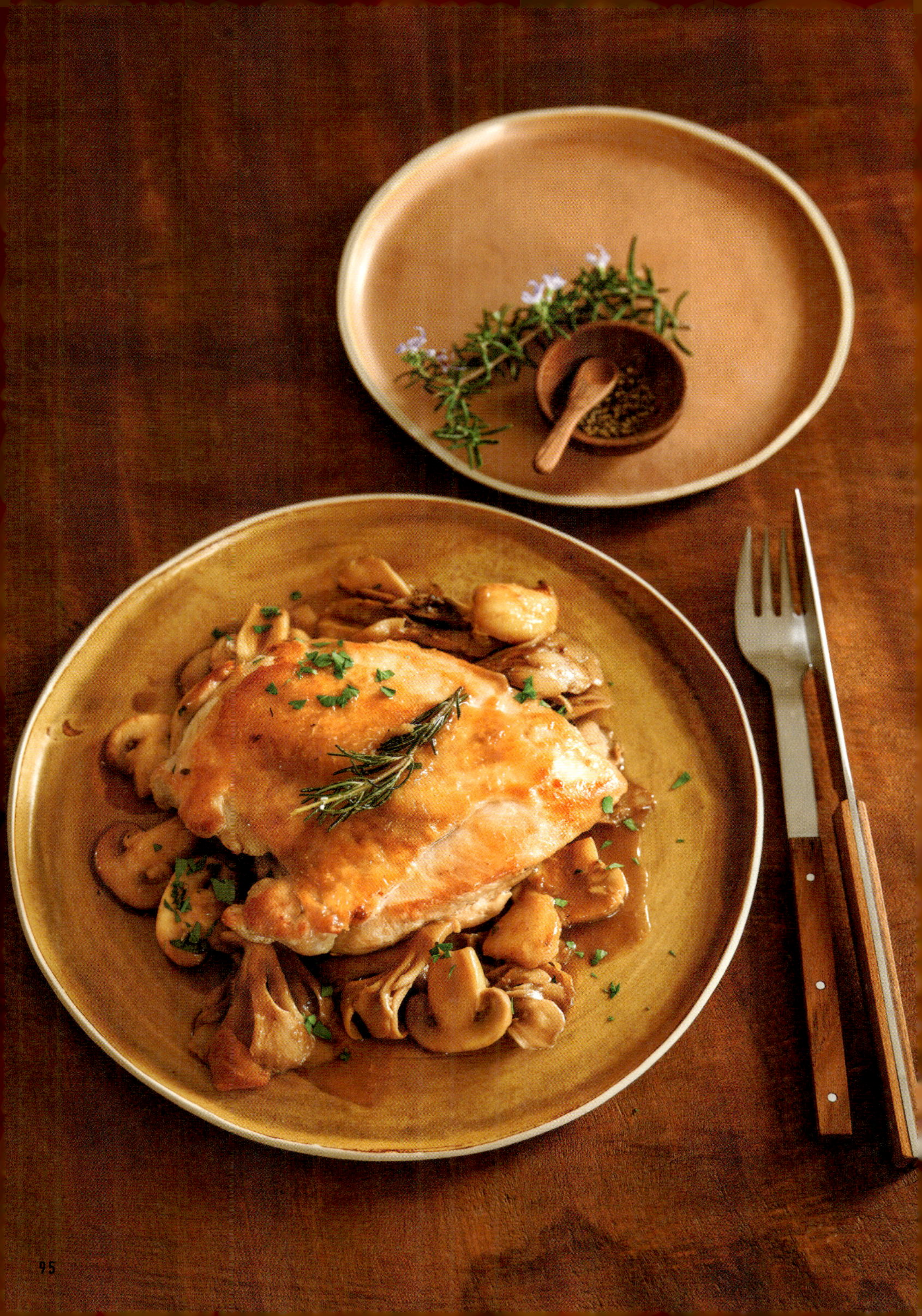

チキンアドボ
カリフラワーライス添え

実家の母ゆずりの味をむね肉でライトにアレンジ。
カリフラワーライスは低糖質でソースとも相性抜群

[材 料]2人分

鶏むね肉 … 250g
コーンスターチ … 小さじ1
塩 … 少々
にんにく … 3かけ
オリーブオイル … 大さじ2
A ┌ 酢 … 100ml
　│ 水 … 100ml
　│ 醤油 … 大さじ3
　│ 顆粒コンソメスープの素 … 小さじ1
　│ 粒黒胡椒 … 10粒
　└ ローリエ … 1枚
冷凍カリフラワーライス … 200g
イタリアンパセリ(粗みじん切り) … 適量
クレソン … 適量

[作り方]

1 鶏肉は大きめのひと口大の削ぎ切りにして、全体に塩とコーンスターチをまぶす。にんにくはみじん切りにする。
2 フライパンににんにくとオリーブオイルを入れて中火にかけ、軽く色付いて香りが出るまで炒める。Aをすべて加えて強火にし、煮汁が半分くらいになるまで煮詰める。
3 鶏肉を加え、弱めの中火にして火が通るまでじっくりと煮る。
4 カリフラワーライスを耐熱容器に入れてラップをかけ、800Wの電子レンジで5分ほど加熱する。またはフライパンに油をひかずにカリフラワーライスを入れ、水けがなくなるまで混ぜながら加熱する。
5 うつわに3の鶏肉を盛って煮汁をかける。カリフラワーライスを盛り合わせてイタリアンパセリを散らし、クレソンを添える。

ariko's comment

一般的に鶏もも肉を使うチキンアドボ。代わりにむね肉を使う今回のレシピでは、コーンスターチをまぶしてから火を通すことでしっとり仕上がり、ソースにもとろみがつきます。

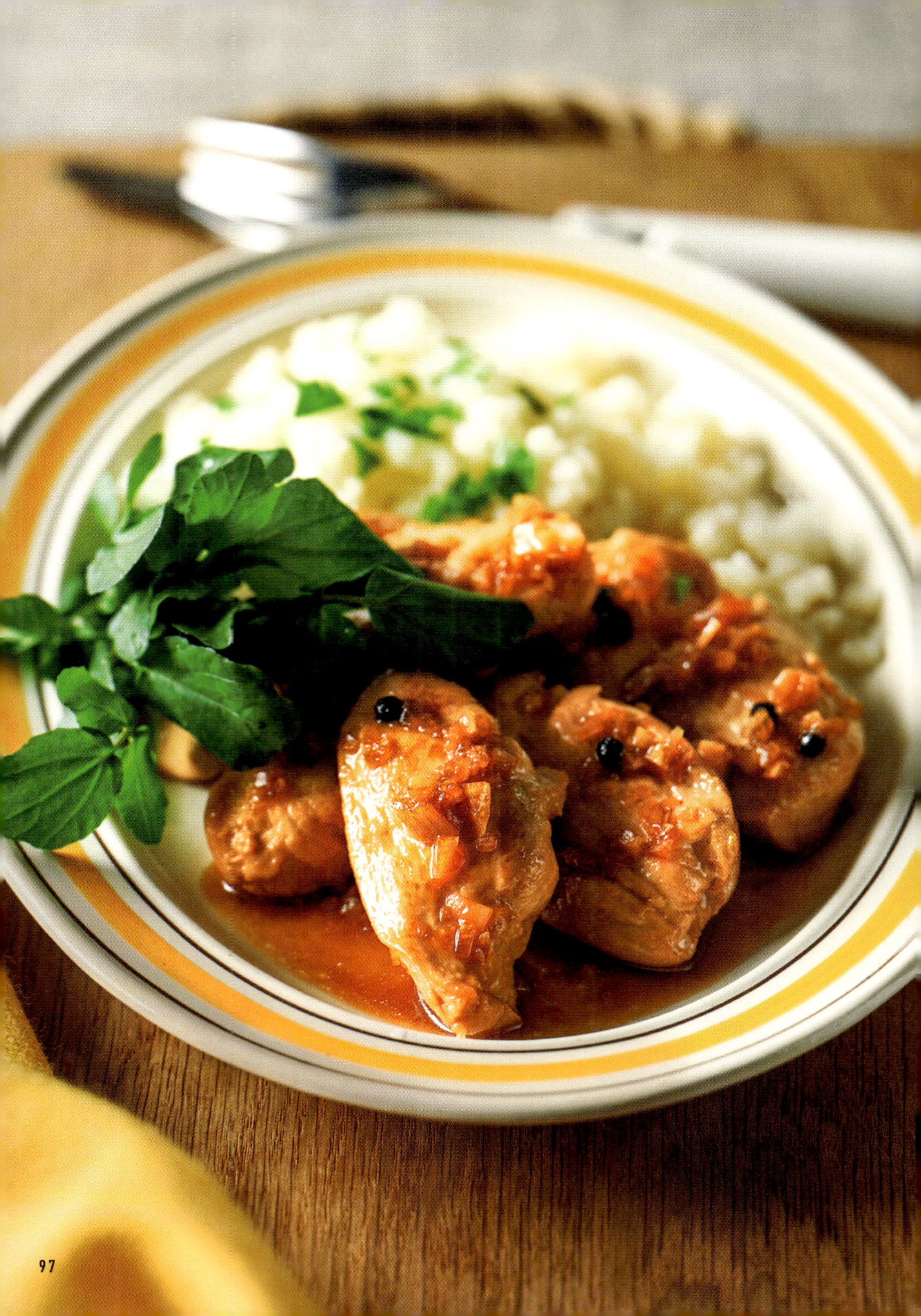

ささみのレモンガーリックマリネ 焼きレモンと蒸し野菜

さっぱり食べたいときは鶏ささみをマリネして、
焼いたレモンとヨーグルトソースで楽しみます

[材 料] 2人分

鶏ささみ … 6本

[マリネ液]

- レモン汁 … 1/2 個分
- にんにく(すりおろし) … 1/2 かけ分
- ローズマリー … 3枝
- 塩 … 小さじ1
- 砂糖 … 小さじ1/2
- オリーブオイル … 大さじ1

レモン(農薬不使用) … 1個

カリフラワー … 小1株

黄色ズッキーニ … 1本

[ヨーグルトソース]

- ヨーグルト(無糖) … 100g
- レモン汁 … 1/2個分
- にんにく(すりおろし) … 少々
- 塩 … 小さじ1
- 胡椒 … 少々

オリーブオイル…大さじ1

ariko's comment

パサつきやすい鶏ささみは、マリネ液に漬けてからグリルすることでしっとり、味わい豊かに。香ばしく焼いたレモンは皮ごと食べられます。食べ過ぎて疲れた胃にも優しい。

[作り方]

1 ポリ袋にささみとマリネ液の材料を入れて軽く揉み、冷蔵室に1時間以上おく。レモンは1.5㎝厚さの輪切りにする。ヨーグルトソースの材料をすべて混ぜ合わせる。

2 カリフラワーは小房に分ける。ズッキーニは1.5㎝厚さの輪切りにする。ともに蒸し器で10分ほど蒸し、全体に塩少々（分量外）をふる。

3 フライパンまたはグリルパンを中火にかけてレモンを並べ入れ、焼き色がつくまで両面を焼いて取り出す。フライパンをキッチンペーパーで軽く拭き、ささみとマリネ液のローズマリーを入れ、こんがりとした焼き色がつくまで両面を焼く。

4 うつわにささみ、3のレモン、2の蒸し野菜を盛り合わせる。オリーブオイルを回しかけてローズマリーをのせ、オリーブオイル適量（分量外）をたらしたヨーグルトソースを添える。

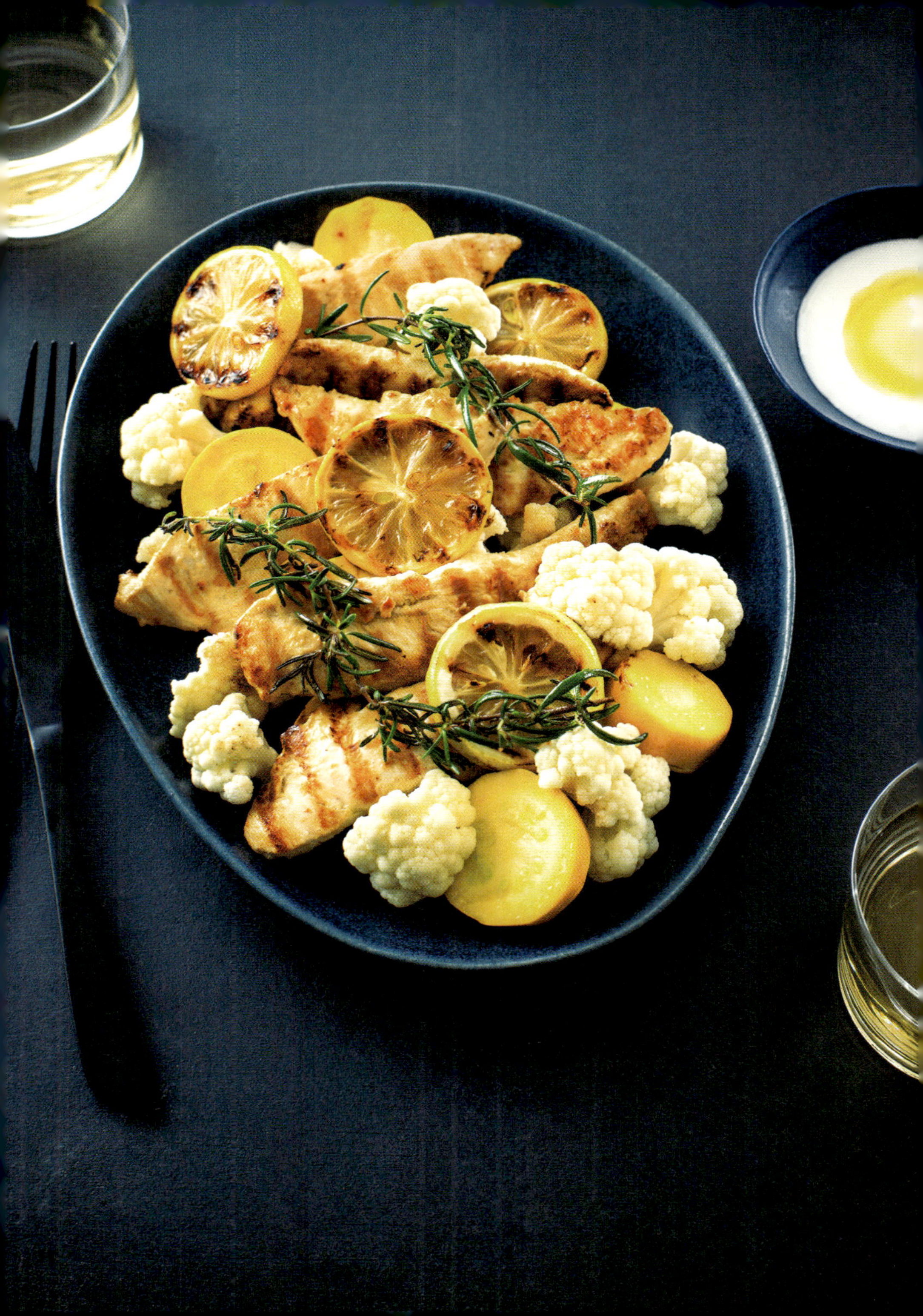

豚ロースの
豆苗えのき巻きせいろ蒸し

脂を落として軽やかな一皿に。
シンプルなせいろ蒸しは「整う」に欠かせない

[材 料] 2人分

豚ロース肉（しゃぶしゃぶ用）… 16枚
豆苗 … 1/2パック
えのきだけ … 1パック
[たれ]
ポン酢 … 大さじ3
梅干し … 1個

[作り方]

1 豆苗は根元を切り落とし、7～8cm長さに切る。えのきだけは石づきを切り落とし、7～8cm長さに切る。
2 たれを作る。梅干しは種を取り除き、叩いてペースト状にしてポン酢と混ぜ合わせる。
3 豚肉を広げ、豆苗を10本ほどのせてくるくると巻き、巻き終わりを手で馴染ませて留める。えのきだけも同様に巻く。
4 せいろにクッキングシートを敷いて、3の巻いた豚肉を並べ入れる。せいろに蓋をして、蒸気が上がった鍋にのせて7～8分蒸す。2のたれを添える。

ariko's comment

鍋の具材にすることもある豚肉巻き。今回は豚バラではなく、脂が少なめのロース肉を使いました。豆苗とえのきだけは火が通りやすいように、たくさん巻かないのがコツ。

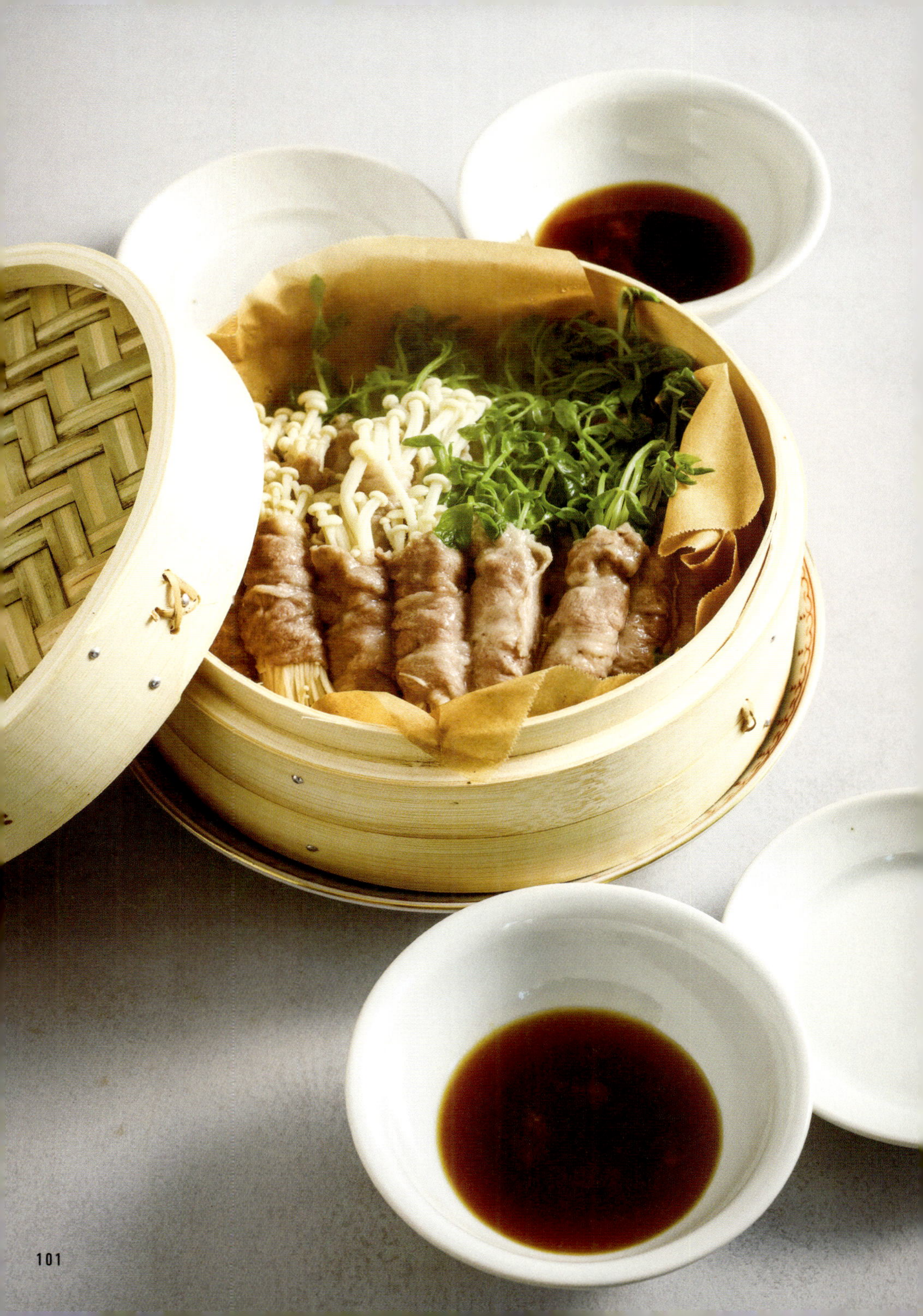

獅子頭スープ

たっぷり食べても罪悪感ゼロ。
豆腐とれんこん入りの大きな肉団子スープ

[材 料] 2人分

[肉団子]

- 豚赤身ひき肉 … 200g
- れんこん … 50g
- 木綿豆腐 … 50g
- 生姜（すりおろし）… 小さじ 1
- 卵 … 1 個
- 醤油 … 小さじ 2
- 塩 … 小さじ 1/4
- 胡椒 … 少々
- ごま油 … 小さじ 1

白菜 … 1/8 株
緑豆春雨 … 40g
顆粒鶏ガラスープの素 … 小さじ 2
水 … 600ml
ごま油 … 少々

[作り方]

1 肉団子を作る。れんこんは皮を剝いて粗みじん切りにする。豆腐はキッチンペーパーに包んで重しをのせ、水切りをする。ボウルにひき肉と塩を入れてよく練り、胡椒、生姜、れんこん、手で崩した豆腐の順に加えて、その都度混ぜ合わせる。卵を加えてしっかりと練り、粘りが出たら醤油を加えてひと混ぜし、ごま油を加えてさらに混ぜ合わせて4等分に丸める。

2 白菜は葉と軸に分け、葉はざく切りに、軸は5㎝長さの短冊切りにする。春雨はぬるま湯で戻す。

3 フライパンを中火にかけ、肉団子を入れて表面をこんがりと焼き付ける。

4 鍋に水を入れて中火にかけ、沸騰したら白菜と鶏ガラスープの素を加えて5分ほど煮る。肉団子を加え、蓋をして10分ほど煮込み、春雨を加えてさらに5分ほど煮る。塩と胡椒各少々（ともに分量外）で味を調え、ごま油をたらす。

ariko's comment

本来は大きな肉団子を油で揚げてから煮込む獅子頭ですが、このレシピではひと工夫して、表面を焼き付けるだけのヘルシー仕上げに。春雨は低糖質の緑豆春雨を使ってください。

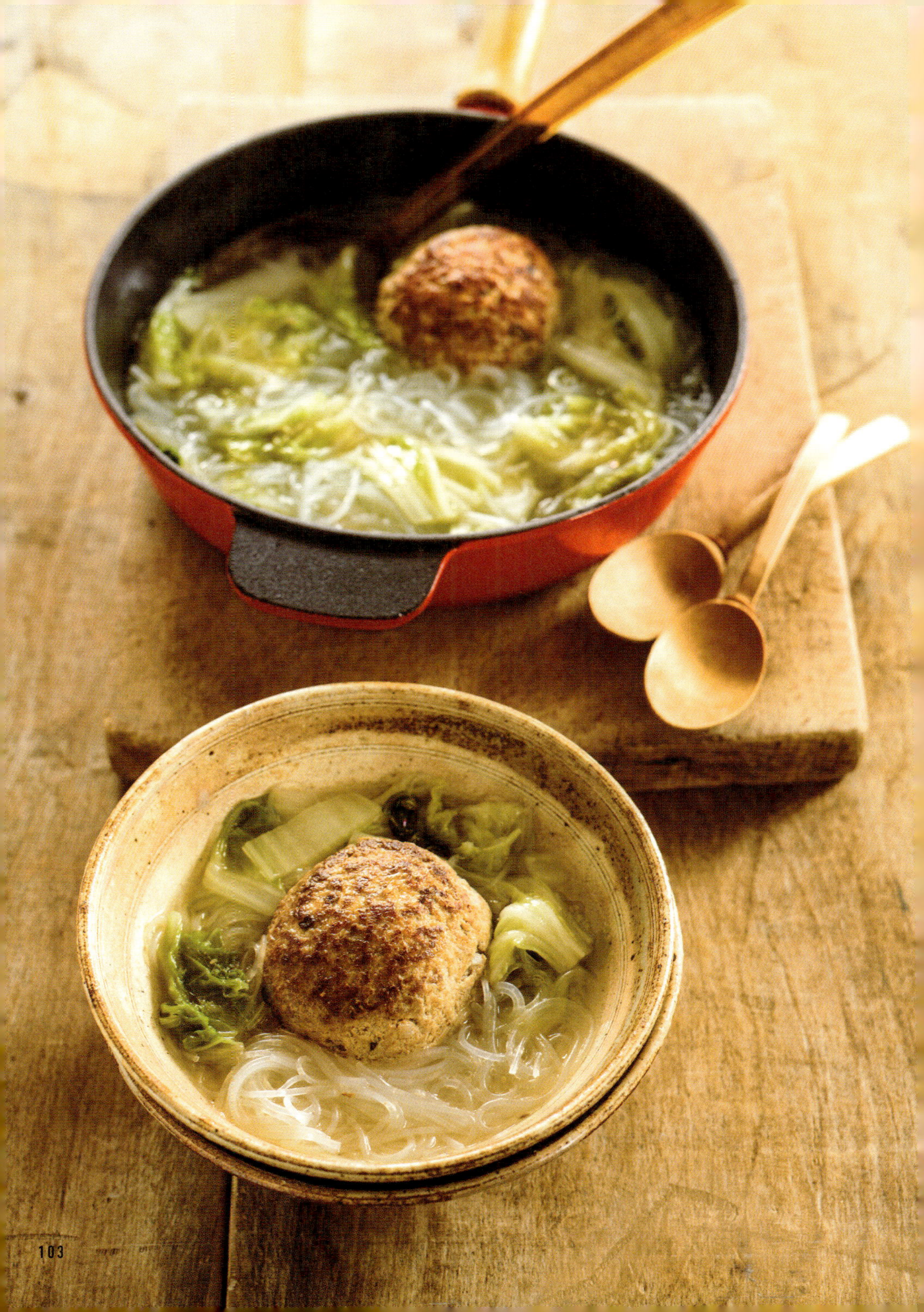

豚ひれ肉のポッサム

とにかく野菜をワシワシ食べたいときには
手巻きで薬味もたっぷりに

[材 料] 2人分

豚ひれ肉（ブロック）… 300g
生姜（薄切り）… 2 〜 3 枚
酒 … 大さじ 2
味噌 … 大さじ 1
塩 … 小さじ 1
長ねぎ … 1 本
きゅうり … 1 本
サンチュ … 1 束
えごまの葉 … 1 束
白菜キムチ … 適量

[サムジャン]

コチュジャン … 大さじ 1
味噌 … 大さじ 1
酢 … 大さじ 1
はちみつ … 小さじ 2
にんにく（すりおろし）… 少々
白すりごま … 小さじ 1
ごま油 … 小さじ 1

[作り方]

1 鍋に豚肉、長ねぎの青い部分、生姜を入れて、水をひたひたに注ぎ、酒、味噌、塩を加えて中火にかける。沸騰したらアクを取り除き、弱めの中火で30分ほど煮る。途中で水が少なくなったら、少量ずつ足す。火を止めてそのまま冷まし、粗熱が取れたら豚肉を取り出して1cm幅に切る。

2 長ねぎの白い部分は4cm長さの千切りにして、水にさらして白髪ねぎにする。きゅうりは半分の長さに切ってから8等分の棒状に切る。サムジャンの材料はすべて混ぜ合わせる。

3 うつわに豚肉を盛り、白髪ねぎ、きゅうり、サンチュ、えごまの葉、サムジャン、キムチを添える。

ariko's comment

大切なたんぱく源であり、ビタミンB^{1}が豊富な豚肉の中でも、脂質の少ないひれ肉を使いました。野菜をしっかりと摂りつつ、たくさん食べてもカロリー控えめなのが嬉しい限り。

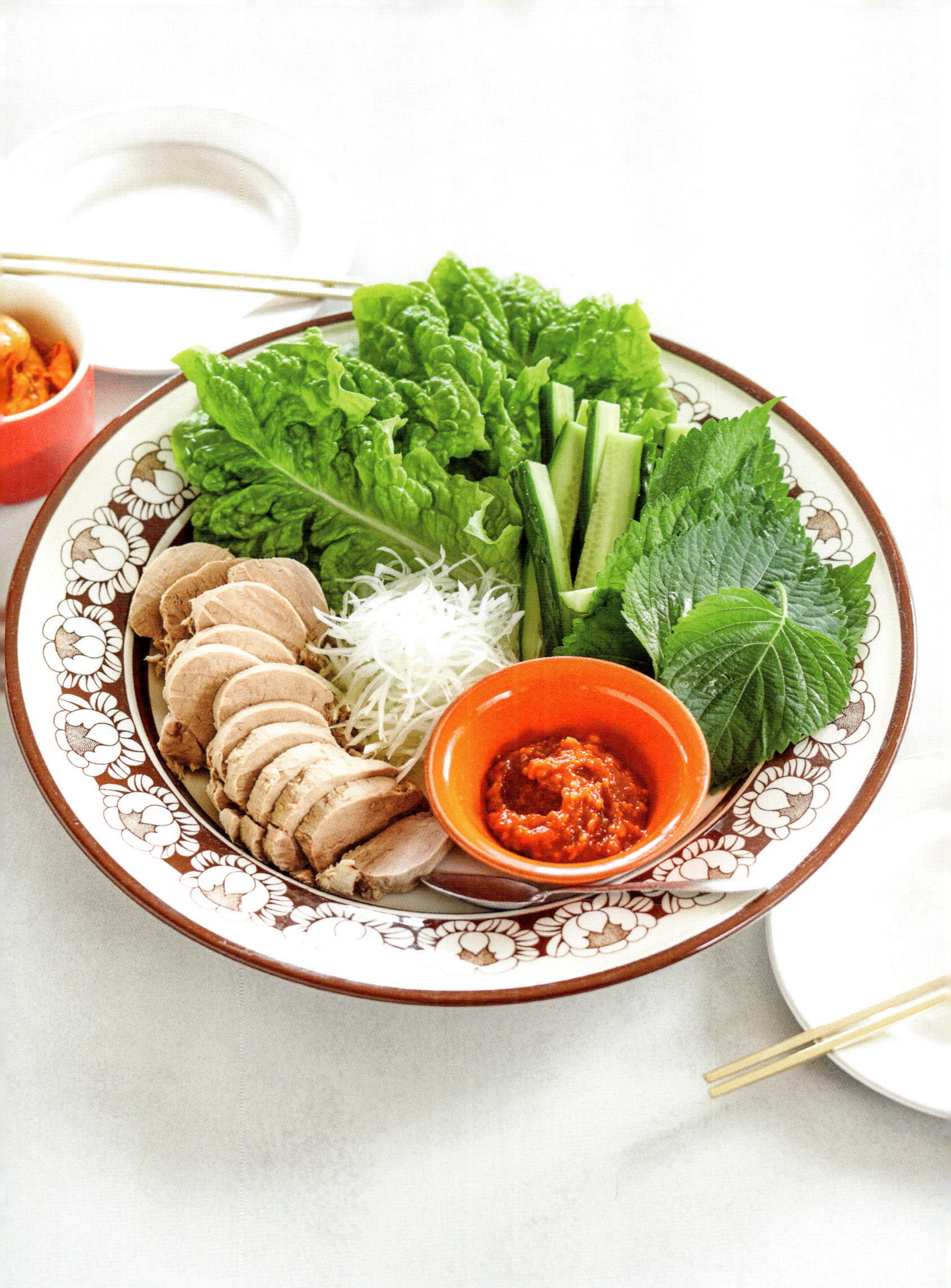

鶏むね肉入り湯豆腐

ご飯に添える汁ものがわりとして
具だくさんの湯豆腐を

[材 料] 2人分

鶏むね肉 … 1枚
豆腐 … 1丁
ほうれん草 … 1/2束
長ねぎ … 1/2本
えのきだけ … 1パック
塩 … 少々

A
水 … 500ml
白だし … 大さじ3
酒 … 大さじ2
醤油 … 大さじ1

[たれ]

大根おろし … 適量
ポン酢 … 適量
小ねぎ(小口切り) … 適量
一味唐辛子 … 適宜

好みの柑橘 … 適量

[作り方]

1 鶏肉は皮を取り除き、縦半分に切ってから削ぎ切りにして、全体に塩をふる。豆腐は半分に切る。ほうれん草はさっと茹でて冷水に取り、水けを絞って4～5cm長さに切る。長ねぎは斜め切りにする。えのきだけは石づきを切り落とし、ざく切りにする。

2 鍋にAを入れて沸かし、鶏肉を入れて極弱火で10分煮る。アクが出たら取り除き、豆腐、長ねぎ、えのきだけを加える。豆腐が温まり、長ねぎとえのきだけがしんなりしたら、ほうれん草を加えて火を止める。

3 大根おろしにポン酢、小ねぎを加えたたれに、好みで一味唐辛子をふり、柑橘を添える。

ariko's comment

銀座にある老舗居酒屋の名物をヒントにした一品。豆腐は絹でも木綿でもお好きなものを。大きく切ると見栄えよく、煮崩れもしません。ほうれん草の代わりに春菊でもおいしいです。

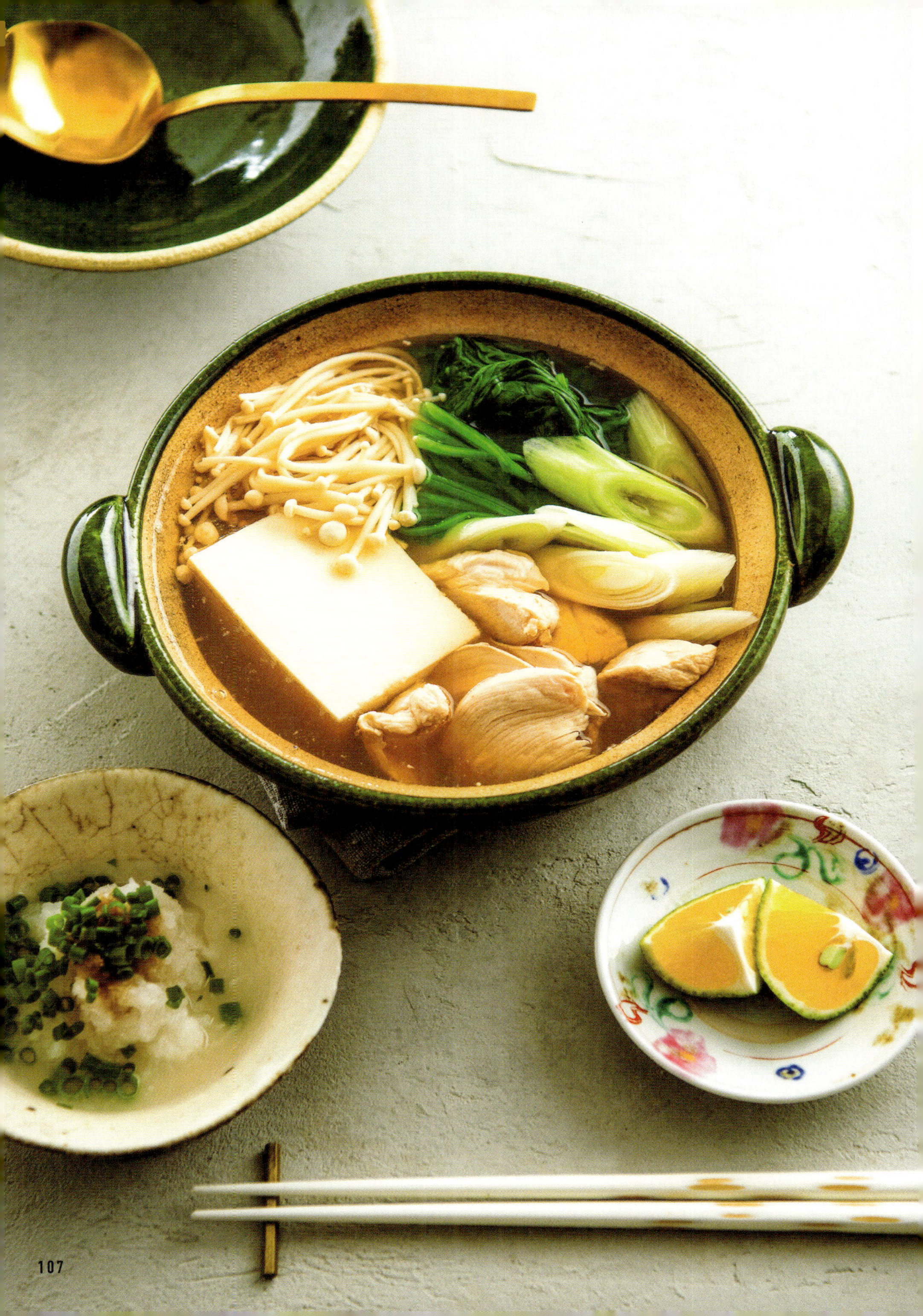

ザーサイ鶏団子入りきのこ鍋

ザーサイの歯触りがポイントの鶏団子を主役に
ふんだんに入れたきのこで罪悪感は一切なし！

［ 材 料 ］2人分

［鶏団子］
鶏ひき肉 … 300g
ザーサイ（粗みじん切り）… 大さじ4
長ねぎ（みじん切り）… 1/2本分
生姜（すりおろし）… 大さじ1
卵 … 1個
片栗粉 … 大さじ1
きのこ（生しいたけ、エリンギ、しめじ、えのきだけ、白舞茸など）… 各1パック
豆苗 … 1パック
水 … 1ℓ
顆粒鶏ガラスープの素 … 大さじ1
酒 … 大さじ2
ごま油 … 適量
好みの柑橘 … 適量
柚子胡椒 … 適量

［ 作り方 ］

1 ボウルに鶏団子の材料をすべて入れ、しっかりと混ぜ合わせる。
2 きのこは石づきを切り落とし、食べやすい大きさに割く。豆苗は根元を切り落とし、ざく切りにする。
3 鍋に水、鶏ガラスープの素、酒を入れて沸かし、1の肉だねをスプーンで丸めながら落とし、浮き上がってきたらきのこを加える。きのこがしんなりしたら、豆苗を加えてひと煮立ちさせ、ごま油を回しかける。
4 柑橘と柚子胡椒を添える。

ariko's comment

ザーサイは瓶詰めの味付けタイプではなく、中国食材店で手に入る塊のものをさっと洗って使ってください。発酵食品ならではの旨みが鶏団子の味わいに深みを与えてくれます。

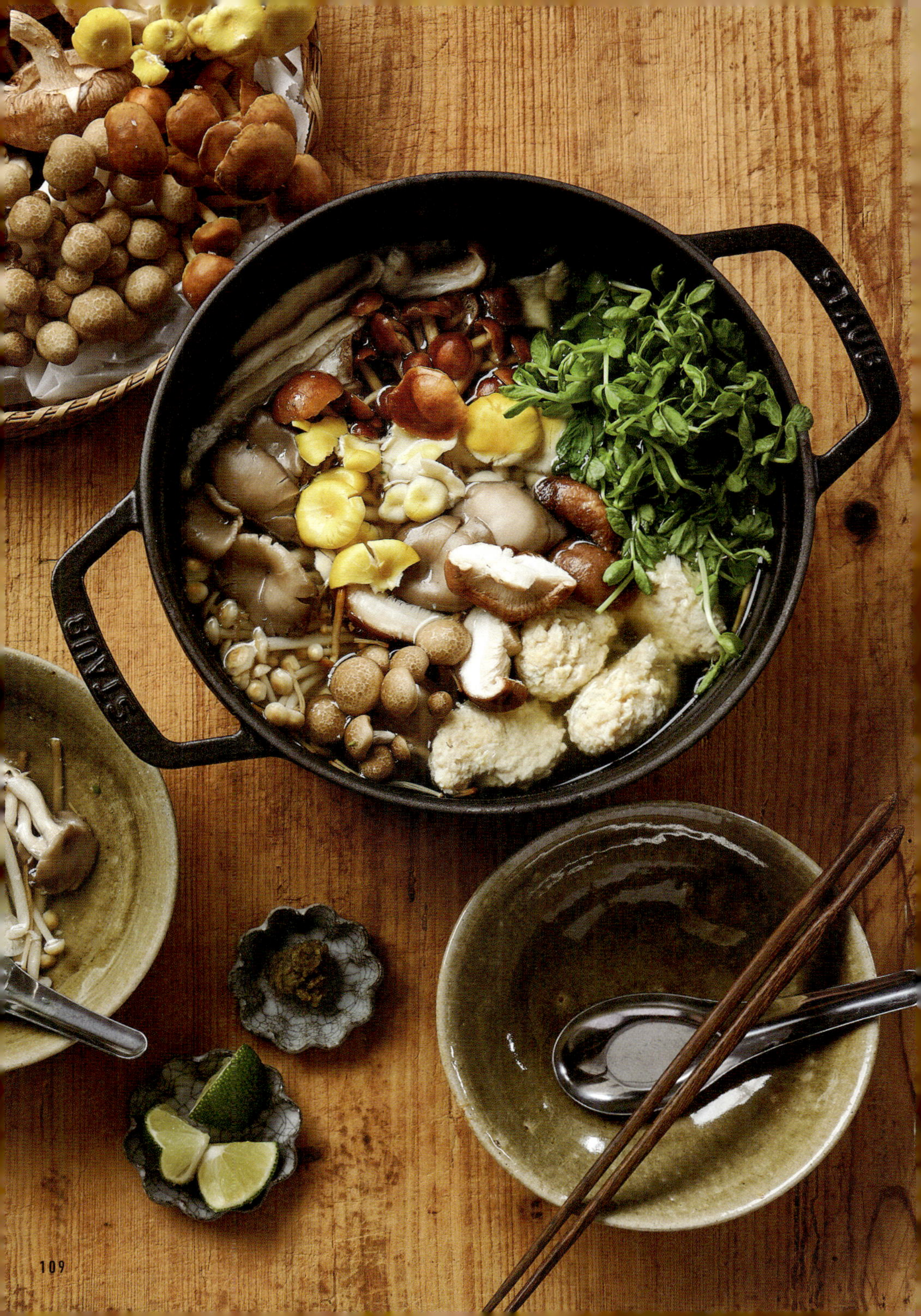
STAUB
STAUB

鶏ひき肉と豆腐のカツ煮

お腹を満たしたいときは甘辛味を。
ご飯なしでも満足できるヘルシーカツです

［材料］2人分

絹ごし豆腐…1丁
鶏ひき肉…100g
塩…少々
生姜（すりおろし）…少々
片栗粉…少々
玉ねぎ…1個
卵…2個
薄力粉…適量
溶き卵…適量
パン粉…適量
揚げ油…適量
A
- だし汁…200ml
- みりん…大さじ3
- 醤油…大さじ3
- オリゴ糖シロップ…小さじ2

三つ葉（ざく切り）…適量

ariko's comment

揚げ油は、豆腐カツが半分浸るくらいの量でOK。揚げ焼きにすることでお手軽かつヘルシーを目指しました。1人用の土鍋で作り、そのまま食卓で熱々をいただくのがおすすめです。

［作り方］

1 豆腐は厚さを半分に切り、キッチンペーパーに包んで重しをのせ、水切りをする。玉ねぎは半分に切って薄切りにする。
2 ボウルにひき肉と塩を入れてよく練り、生姜と片栗粉を加えてさらに練る。
3 1の豆腐に2の肉だねを半量ずつのせて成形し、薄力粉、溶き卵、パン粉の順に衣をつける。フライパンに揚げ油を入れて中火にかけ、肉の面を下にして並べ入れる。きつね色になったら裏返し、全体をこんがりと揚げ焼きにする。それぞれ食べやすく3等分に切る。
4 1人用鍋にAの半量を入れて沸かし、玉ねぎ半量を加えて中火で煮る。玉ねぎが透き通ったら、3の豆腐カツ3個を加え、卵1個を割りほぐして流し入れる。蓋をして卵がふっくらとしたら火を止め、三つ葉をのせる。同様にあと1鍋作る。

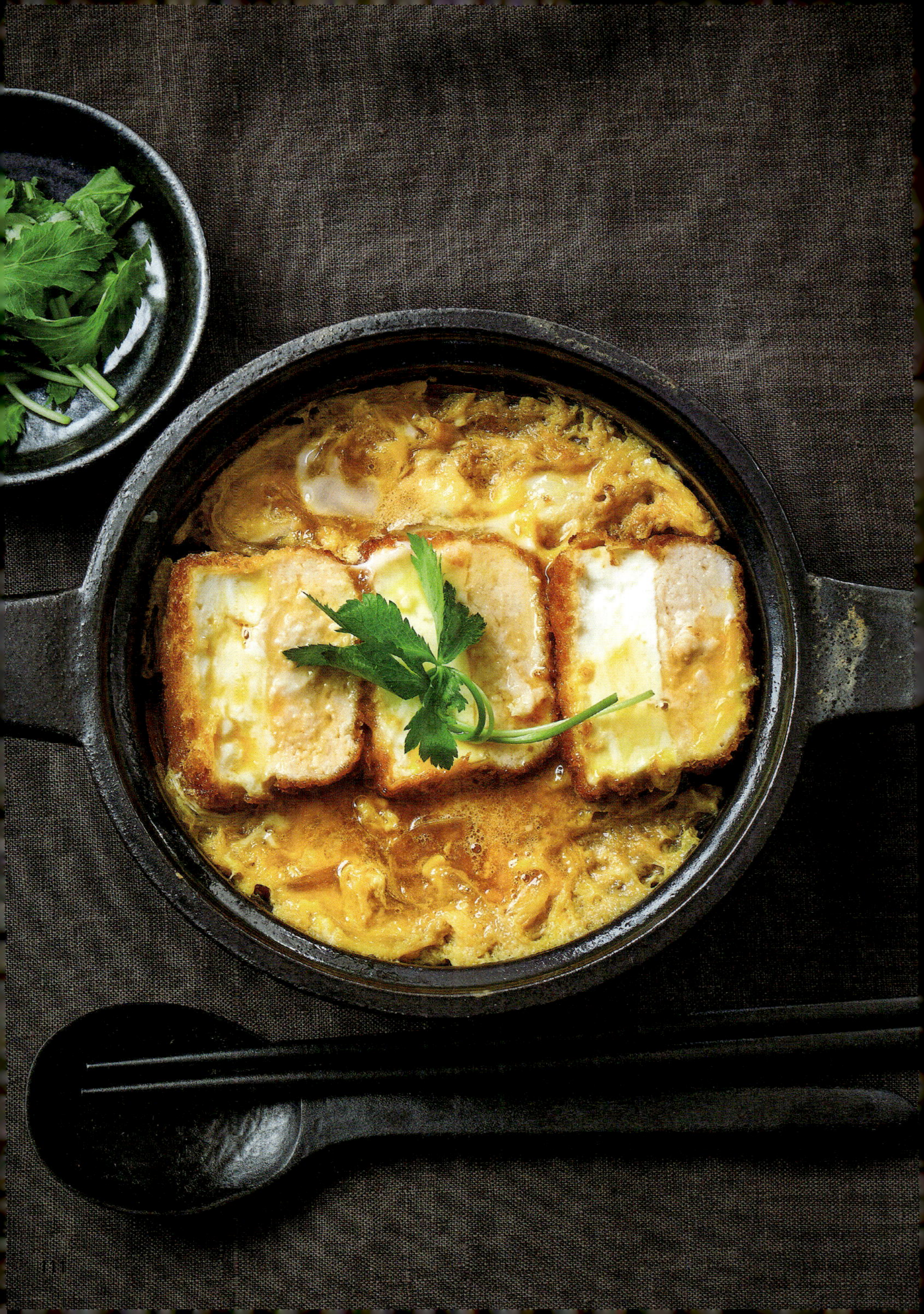

7 デザート

Dessert

休日のおやつや食後のお茶とともに、甘いものを欲することも。私が好きなのは、しっかり甘くて水けの少ない焼き菓子よりつるんと、もちっと口当たりがよく〝うす甘い〟デザート。だから、寒天やゼリー、ヨーグルトに豆類やフルーツを添えて、和はもちろん、アジアン・エスニック風にすることが多いです。糖質は抑えめ、でもおいしく楽しくが食いしん坊の面目躍如！

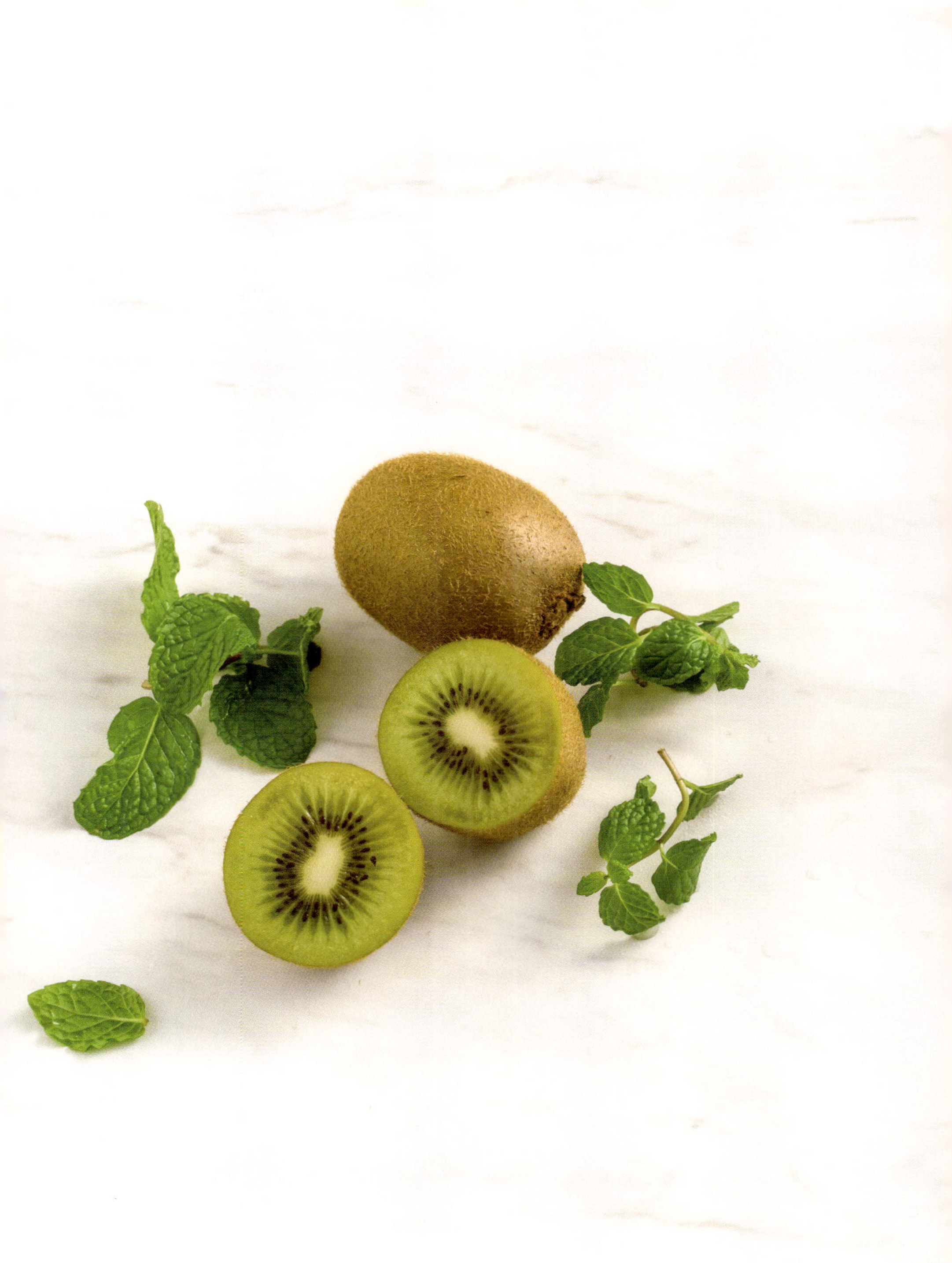

フルーツ牛乳寒天

つるっと喉ごしのいい寒天で
甘いもの欲を満たす

［材料］
15cmのパウンド型1台分

牛乳 … 300ml
水 … 200ml
甜菜糖 … 大さじ2
粉寒天 … 4g
キウイ … 2個
ぶどう … 8粒
ブルーベリー … 適量

［作り方］

1 牛乳は室温に戻す。キウイは皮を剝いて、1cm幅の輪切りにする。ぶどうは半分に切る。
2 鍋に水、甜菜糖、粉寒天を入れて混ぜ、中火にかける。沸騰したら混ぜながら1分ほど煮て火を止め、牛乳を加えて混ぜる。
3 型にキウイ、ぶどう、ブルーベリーの各半量ほどをバランスよく並べ、粗熱の取れた2をフルーツが浸る程度に流し入れ、型に氷水を当てて固める。残りのフルーツを並べ入れて、残りの2を注ぎ、冷蔵室で冷やし固める。
4 型から抜いて好きな大きさに切り分け、うつわに盛り、ブルーベリー適量（分量外）を添える。

ariko's comment

たんぱく質分解酵素を含むキウイやパイナップルも寒天ならしっかり固まります。今回はグリーンのフルーツをベースに、爽やかな色合いに。1人用のグラスで作ってもきれい。

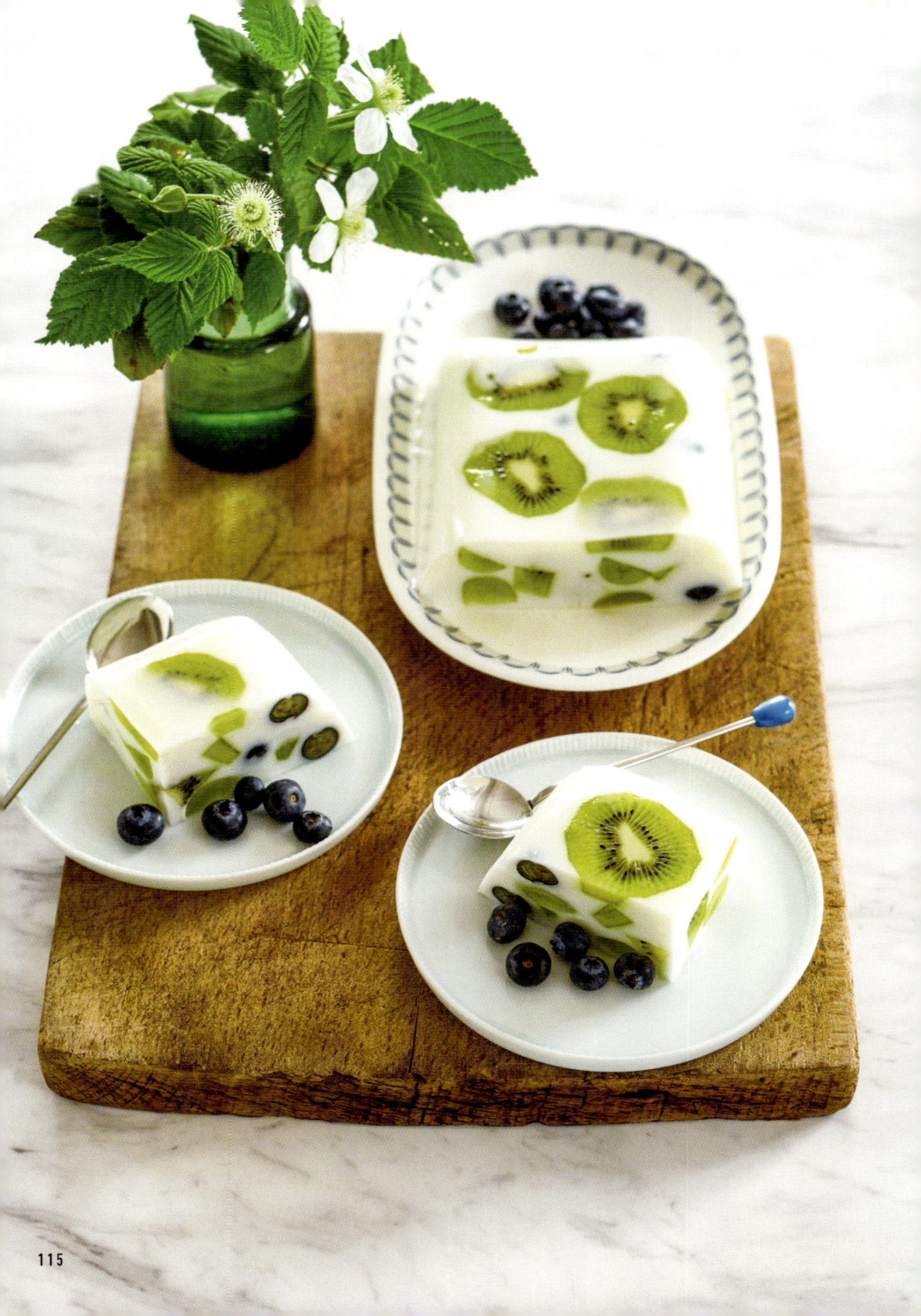

豆腐白玉入り
ココナッツ汁粉

豆腐を同量混ぜてもちっと軽やかな食感に。
ココナッツミルクがアジア感を盛り上げる

［ 材 料 ］4人分

白玉粉 … 100g
絹ごし豆腐 … 100g
ココナッツミルク … 100ml
豆乳（無調整） … 100ml
オリゴ糖シロップ … 大さじ2
塩 … 少々
茹で小豆（缶詰） … 大さじ4
バナナ（スライス） … 1本分

［ 作り方 ］

1 ボウルに白玉粉と豆腐を入れ、豆腐を潰しながら、耳たぶくらいの硬さになるまでよくこねる。直径3cmほどの大きさに丸めて中央をくぼませる。沸騰した湯に入れて、浮き上がってきたらさらに1～2分茹でて冷水に取る。
2 ボウルにココナッツミルク、豆乳、オリゴ糖、塩を入れて混ぜ合わせ、冷蔵室で冷やす。
3 1の白玉の水けを切ってうつわに盛り、2を注いでバナナと茹で小豆をのせる。

ariko's comment

ダイエット中でも心強いのは、洋菓子に比べて糖質・脂質が抑えられる和スイーツ。絹ごし豆腐を加えたヘルシー白玉はお気に入りのメニュー。小豆を添えると繊維質も摂れます。

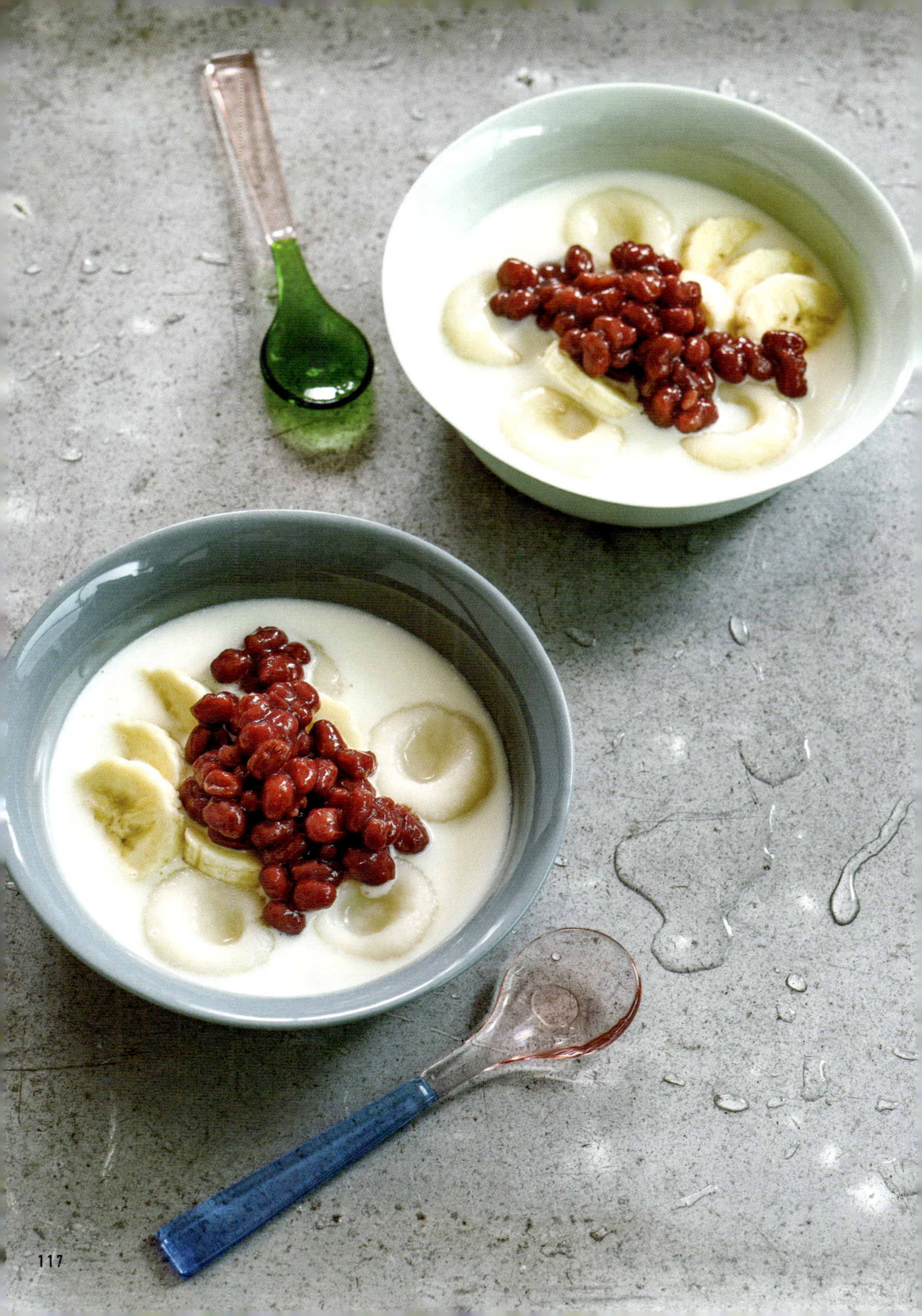

フルーツと
フローズンチーズヨーグルト

ビタミンとたんぱく質が摂れる優秀デザート!
カッテージチーズで濃厚なのに低カロリーを実現

[材 料] 作りやすい分量

ヨーグルト(無糖)… 350g
カッテージチーズ(裏漉しタイプ)… 250g
メープルシロップ… 150g
いちご(角切り)… 適量
パイナップル(角切り)… 適量
キウイ(角切り)… 適量

[作り方]

1 フードプロセッサーにヨーグルト、カッテージチーズ、メープルシロップを入れ、なめらかになるまで攪拌する。バットに流し入れ、冷凍室で冷やし固める。
2 1が固まったら適当な大きさに崩し、フードプロセッサーに入れてジェラート状になるまで攪拌する。バットに戻し入れて、冷凍室で冷やす。
3 うつわにフルーツを入れ、2をすくって盛り付ける。

ariko's comment

ヨーグルトとカッテージチーズでたんぱく質、フルーツでビタミンを補給できるデザート。氷菓はしっかり砂糖を使いがちですが、GI値が低めのメープルシロップなので安心です。

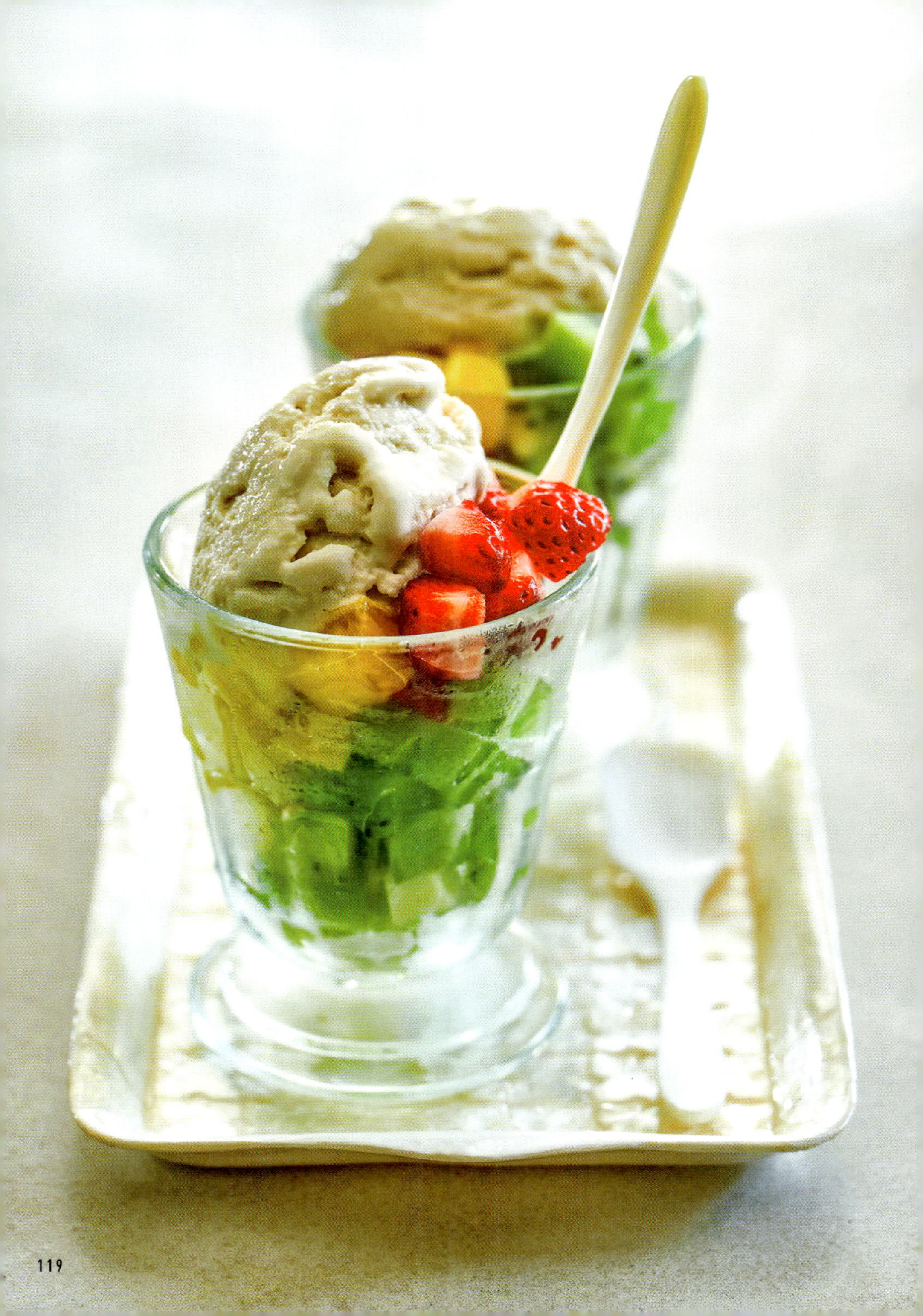

豆花《トウファ》 緑豆添え

**甘さをつけずに作るまろやかな豆花に
食物繊維が豊富な緑豆をトッピング**

［ 材 料 ］4人分

豆乳（無調整） … 600ml
水 … 200ml
粉寒天 … 4g
［ シロップ ］
- 甜菜糖 … 40g
- 水 … 20ml

［ 緑豆のシロップ煮 ］
- 緑豆 … 100g
- 甜菜糖 … 60g
- 水 … 600ml

冷凍マンゴー … 適量

［ 作り方 ］

1. 鍋に豆乳を入れて火にかけ、40～50℃に温める。
2. 深めの鍋に水と粉寒天を入れ、かき混ぜながら火にかける。沸騰したらさらに2分ほどかき混ぜ、粉寒天を煮溶かしたら1の豆乳を加えて混ぜ合わせる。
3. ボウルに流し入れ、粗熱が取れたら表面の膜を取り除き、冷蔵室で冷やし固める。
4. シロップを作る。小鍋に甜菜糖と水を入れて沸かし、甜菜糖を煮溶かしたら冷ます。
5. 緑豆のシロップ煮を作る。鍋に洗った緑豆と水を入れて火にかけ、沸騰したら弱火にして30分ほど煮る。緑豆が柔らかくなったら甜菜糖を加え、10分ほど煮て冷ます。
6. うつわに3の豆花をすくって盛り、シロップをかけ、緑豆とマンゴーをのせる。

ariko's comment

豆花は無糖にして、シロップには砂糖よりもGI値が低い甜菜糖を使いました。緑豆は体にこもった熱を下げる働きがあるので夏におすすめ。もちろん温めてもおいしいです。

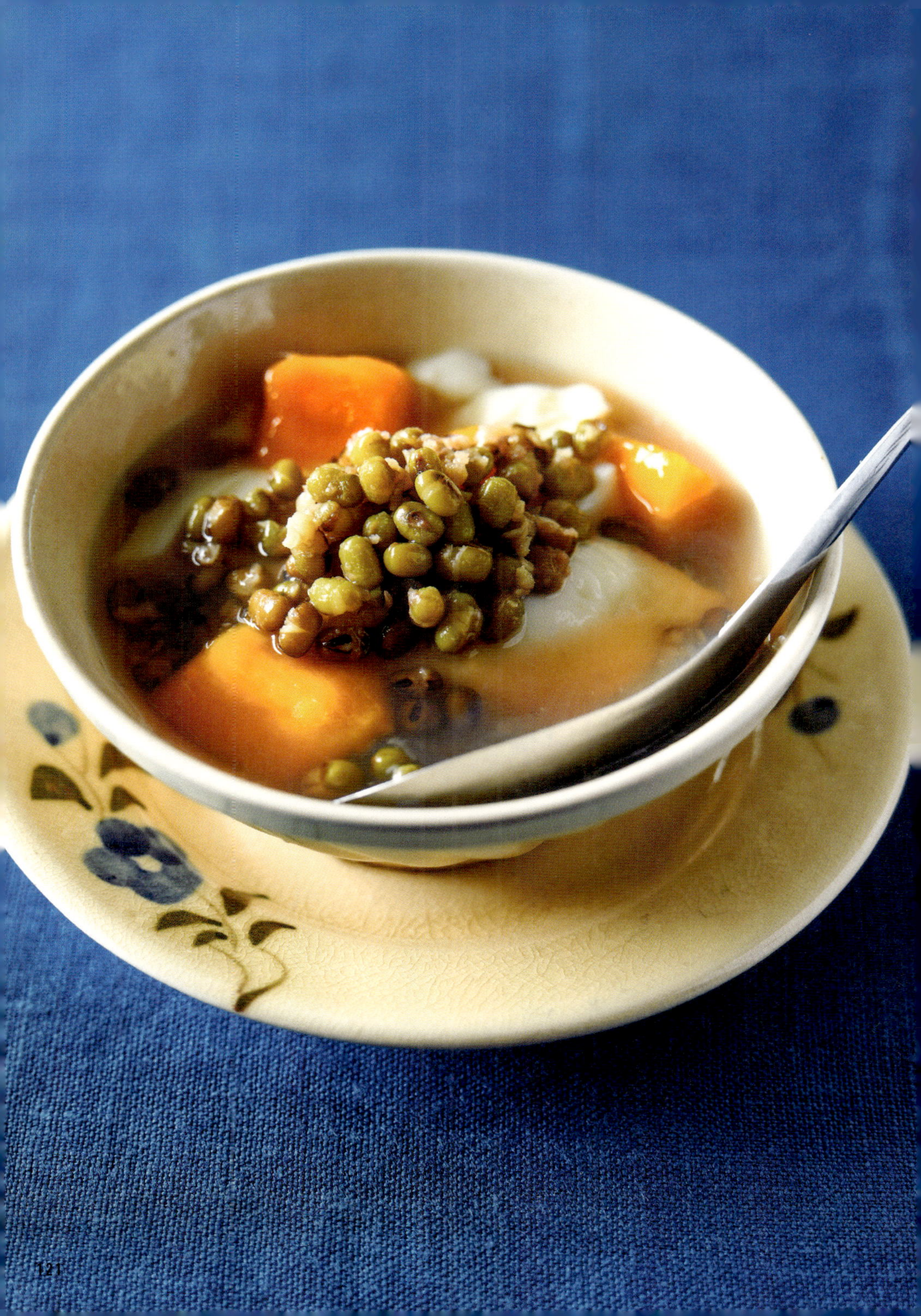

柑橘ごろごろ水ゼリー

柑橘のきゅんとする甘酸っぱさが大好き！
食後にもつるんといける軽い一品

［材 料］2人分

グレープフルーツ（ホワイト、オレンジ）… 各1個
オレンジ … 1個
レモン汁 … 大さじ1
コアントロー … 大さじ1
板ゼラチン … 6g
水 … 300ml
オリゴ糖シロップ … 適宜

［作り方］

1 グレープフルーツとオレンジは皮を剝き、包丁で房から果肉を切り出す。残った薄皮を絞って果汁100mlを取る。板ゼラチンは冷水に浸してふやかす。
2 小鍋に水を入れて沸騰直前まで加熱したら、火から下ろして1の果汁、レモン汁、コアントロー、板ゼラチンを加え、混ぜながら板ゼラチンを溶かす。
3 2の粗熱が取れたらバットに流し入れ、1の果肉をまんべんなく散らす。ラップをかけて、冷蔵室で冷やし固める。
4 うつわにゼリーをすくって盛り、好みでオリゴ糖をかける。

ariko's comment

柑橘の風味を生かしたいので、ゼリーには糖分を加えずに作ります。柑橘類はお好きなもので楽しんでください。無糖ヨーグルトをかけると、スイーツ欲がさらに満たされますよ。

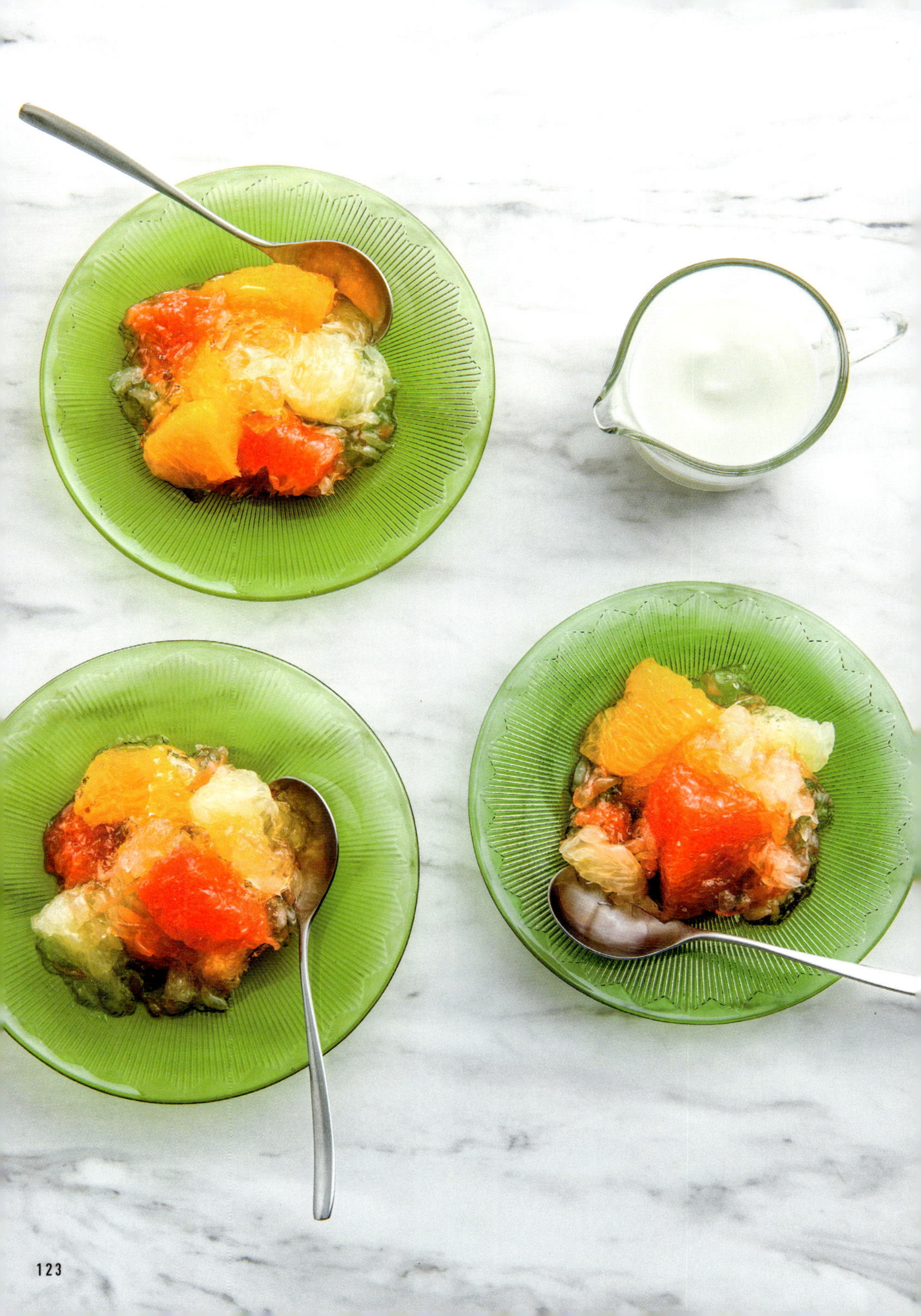

シャインマスカットのレアチーズケーキ

おもてなしのときのデザートも
華やかさとヘルシーさを両立させて

［ 材 料 ］
直径15㎝のケーキ型1台分

クリームチーズ … 200g
甜菜糖 … 60g
板ゼラチン … 6g
ヨーグルト（無糖・低脂肪）… 200g
生クリーム（乳脂肪35%）… 150ml
レモン汁 … 大さじ1
ローストアーモンド（無塩）… 80g
溶かしバター … 30g
シャインマスカット … 適量

［ 作り方 ］

1 クリームチーズは室温に戻す。板ゼラチンは冷水に浸してふやかす。
2 ローストアーモンドはポリ袋に入れて麺棒などで叩き、細かく砕く。小さいボウルに入れて溶かしバターを加えて混ぜ合わせ、型に敷く。スプーンの背などで全体を押さえ、冷蔵室で30分ほど冷やす。
3 ボウルにクリームチーズを入れてゴムベラで柔らかくなるまで練り、甜菜糖を加えてなめらかになるまですり混ぜ、ヨーグルトを加えてさらに混ぜる。
4 耐熱容器に板ゼラチンを入れて、600Wの電子レンジで20秒ほど加熱するか湯煎で溶かし、3に加えてよく混ぜる。
5 別のボウルに生クリームを入れ、氷水に当てながら七分立てくらいに泡立てる。4に加えて泡立て器で混ぜ合わせ、レモン汁を加えてひと混ぜする。2の型に流し入れ、ラップをかけて冷蔵室で2時間ほど冷やし固める。
6 型から出してうつわに盛り、上部にシャインマスカットを並べる。

ariko's comment

台になるクラムはクッキーではなく、アーモンドを使うことでカリッと香ばしく仕上げました。トッピングの果糖には少し目をつぶって……季節のフルーツで彩ってみてください。

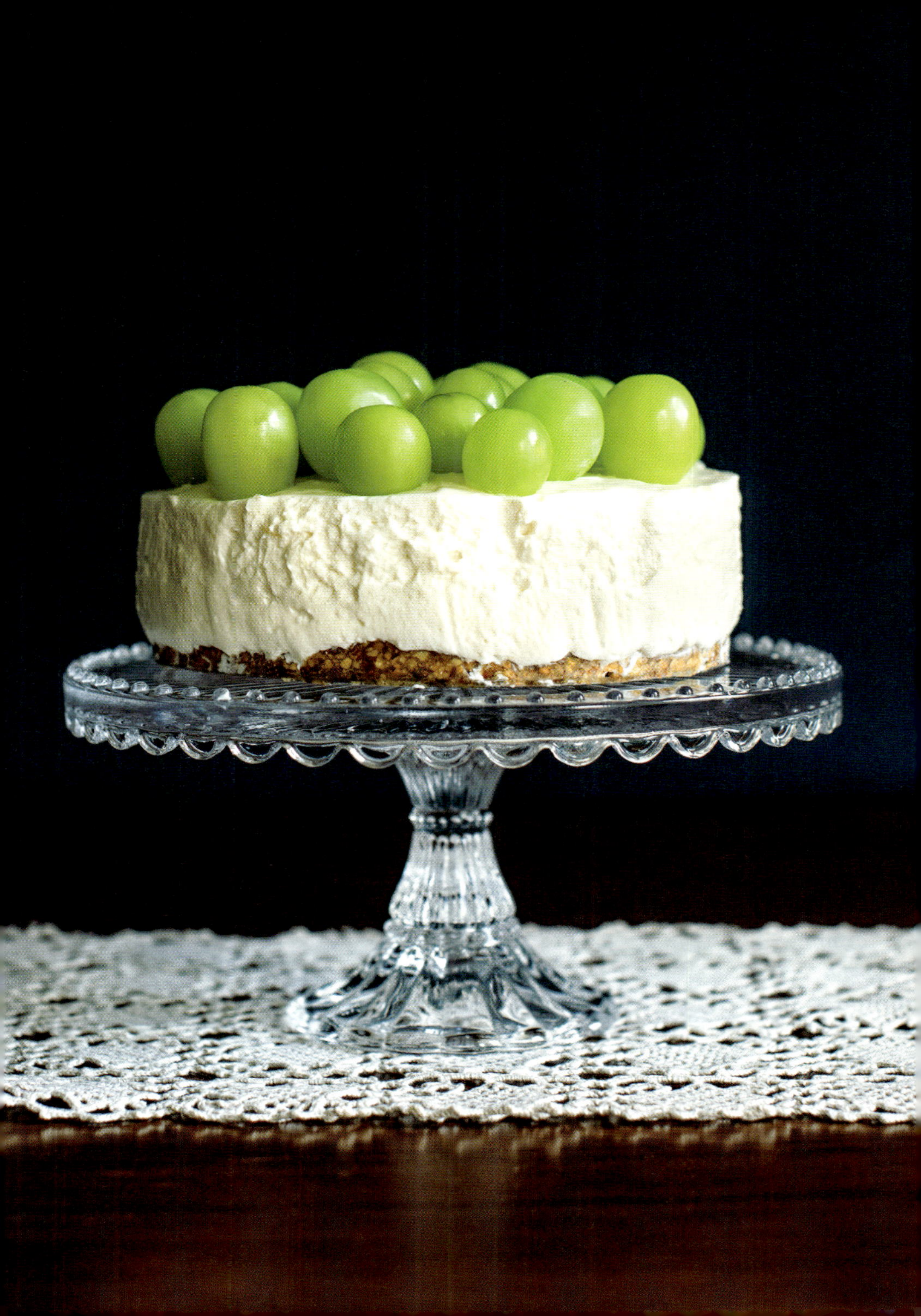

おわりに

高たんぱく、低脂質の食材を使って始めた自己流の「ゆる低糖質レシピ」ですが、連載で紹介するとなると、このままで本当に大丈夫か、カロリー的にも低めに抑えられているのかが気になり、管理栄養士さんに計算をしていただきました。

その結果、「大丈夫！ きちんと糖質もカロリーも抑えられています」とお墨付きをいただけて。間違っていなかったんだと、嬉しくもあり、心から安心しました。

低糖質と言いつつ、こんなものも食べられるの？ と驚かれた方もいらっしゃると思います。あまりにストイックな食生活はいっときは頑張れても、結局は長続きしなかったり、元に戻ってしまったりとなかなか難しいもの。やっぱり「おいしい」と感じることがいちばんじゃないのかなと思います。

メインの食材を選んだら、旬の食材で季節感を取り入れたり、ちょっと珍しい調味料やスパイスを使ったりといろいろ工夫するのが私の低糖質メニュー。素材は低糖質にするけれど、普段の食事と変わらない感じに落とし込むことで、「頑張ってる感」を軽減するのもひとつの方法です。「損して得取れ」ではないですけれど、全体で帳尻を合わせる感覚で。

それに、簡単にできるということも大切なことのひとつ。めんどくさければ作るのが億劫になってしまいますし。

こうして無理せず、楽しみながら続けることで、結果を出すことができたら嬉しいですよね。この連載を通じて、私なりに勉強したこともたくさん盛り込んでいきました。

低糖質をうたう食材も、食べやすく進化したものがたくさん。オートミールもそのひとつ。以前はしっかり煮込まなければならなかったのですが、今ではお湯をかけるだけで柔らかくなって食べやすいものが登場しています。

息子に教えてもらったオートミールのお茶漬けは、超がつくほど簡単にできて、満足度の高い一品。何せ、お茶漬けの素をかけてお湯を注ぐだけですから！ こんな大胆な発想は、若い子ならではですよね。

そんなことも柔軟に取り入れつつ、どれを食べても自信を持っておいしいと言える低糖質レシピが揃いました。食事の内容と日々のルーティンやちょっとした心掛けで、健康的で楽ちんに「自分を整える」ことができることを知っていただけたら……。もちろん私なりの決めごとなので、あくまでもご参考までに。

ご自身に合ったスタイルを身につけたらもう怖いものはありません。いつまでもおいしく食べるために体を労り、整える。そんな気持ちでこれからも過ごしていきたいと思っています。

最後に、この連載にご協力くださったスタッフの皆さまはじめ、関わってくださったすべての方々には感謝の気持ちしかありません。

この本が、手に取ってくださった皆さまにとって、少しでも健康でまんぷくで、おいしい食生活を送るためのお手伝いとなりますように。

ariko

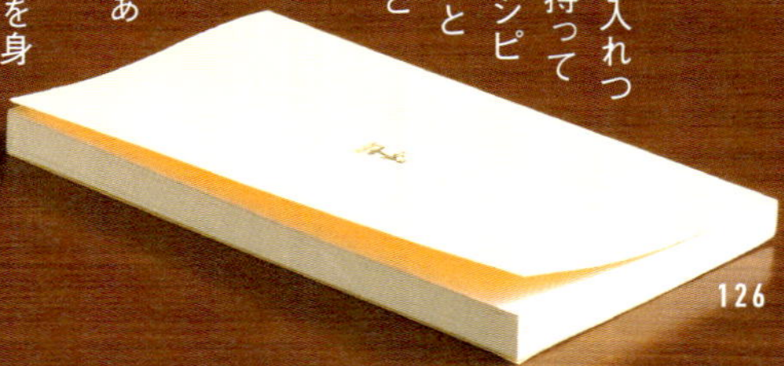

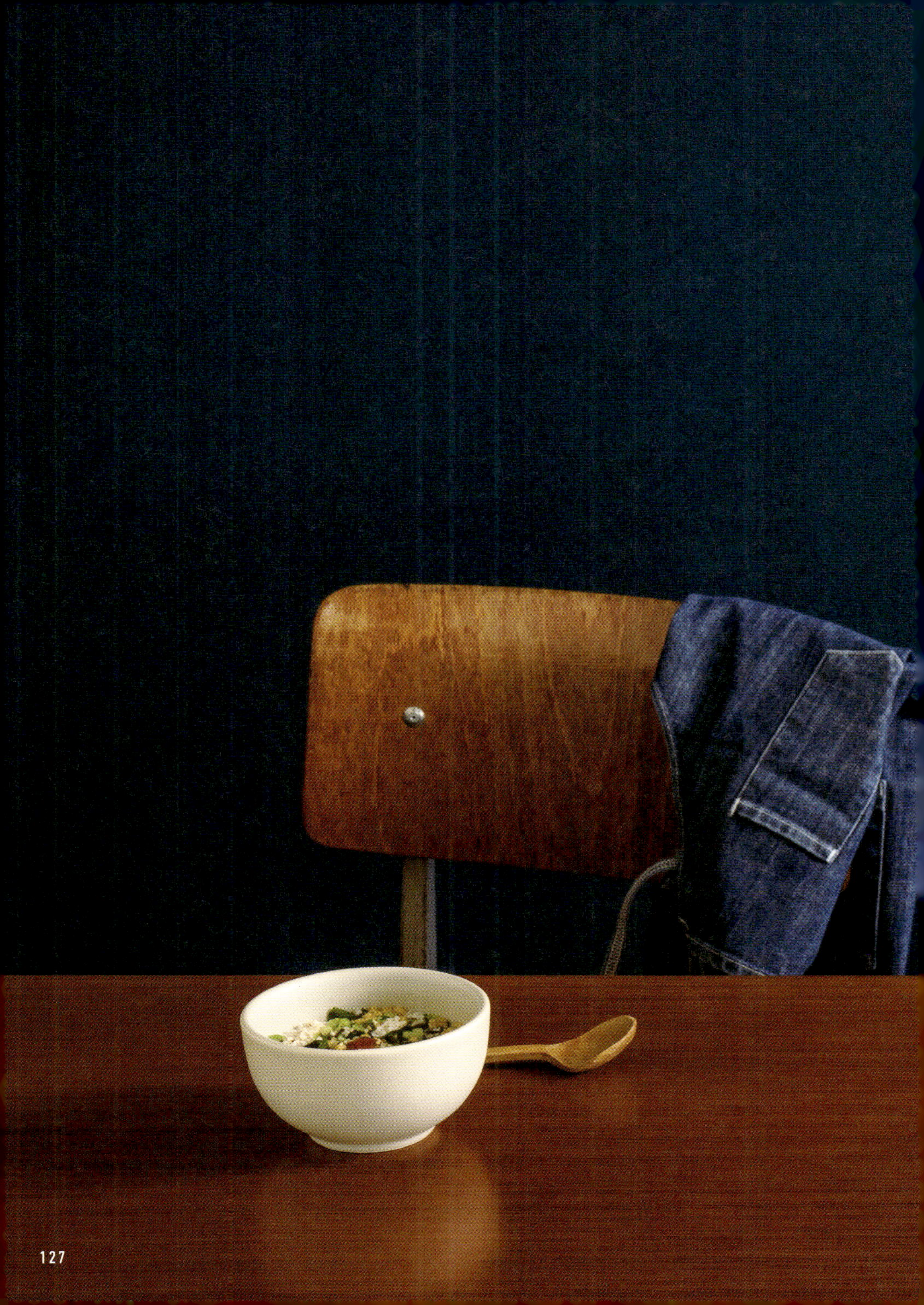

ariko《ありこ》の整《ととの》うごはん
まんぷくとまんぷくのあいだに

2025年4月30日　初版第1刷発行
2025年6月30日　　　第2刷発行

著　者　ariko《ありこ》
印　刷　萩原印刷
製　本　ナショナル製本
発行人　三宅貴久
発行所　株式会社 光文社
〒112-8011
東京都文京区音羽1-16-6
電話　書籍編集部　03-5395-8172
　　　書籍販売部　03-5395-8116
　　　制作部　03-5395-8125
メール　non@kobunsha.com

落丁本・乱丁本は制作部へご連絡くだされば、お取り替えいたします。

ISBN978-4-334-10627-0

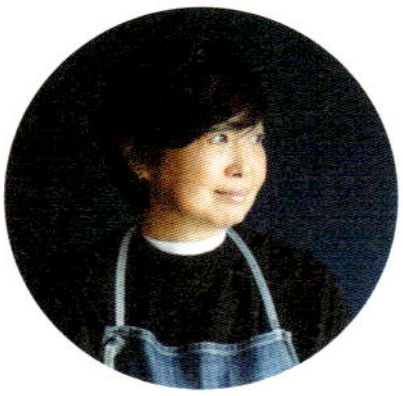

ariko

「CLASSY.」「VERY」などのファッション誌を担当するエディター、ライター。Instagram（@ariko418）に投稿されるセンスあふれる料理の写真と食いしん坊な記録が人気となり、フォロワー数は現在22万人を超える。2024年には『キユーピー 3分クッキング』（日本テレビ）に出演するなど、料理家としても活動の幅を広げている。著書に『arikoの日々、スープ、サラダ』（扶桑社）、「arikoの食卓」シリーズ（ワニブックス）、『arikoのくいしんぼうおつまみ』『ありこんだて』（ともに光文社）、『添乗員ariko まだまだ日本のおいしい旅』（講談社）など。

撮　影　結城剛太
スタイリング　山口裕子（+y design）
ブックデザイン　川村哲司（atmosphere ltd.）
カロリー監修　大西綾美
取　材　首藤奈穂
編　集　伊達敦子（「美ST」連載担当）
　　　　山田麻琴（書籍担当）